水是最好的
养命药

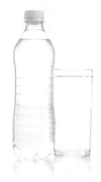

杨力◎著

U0304794

河南科学技术出版社

·郑州·

图书在版编目（CIP）数据

水是最好的养命药/杨力著 . —郑州：河南科学

技术出版社，2016.5（2023.2重印）

ISBN 978 - 7 - 5349 - 7378 - 9

Ⅰ.①水… Ⅱ.①杨… Ⅲ.①水 - 关系 - 健康 - 普及

读物 Ⅳ.①R123 - 49

中国版本图书馆 CIP 数据核字（2016）第 078006 号

出版发行：河南科学技术出版社

地址：郑州市经五路 66 号 邮编：450002

电话：（0371）65788613 65788629

网址：www. hnstp. cn

策划编辑：马艳茹 范广红

责任编辑：范广红

责任校对：柯 姣

整体设计：海 枫

责任印制：朱 飞

印 刷：永清县晔盛亚胶印有限公司

经 销：全国新华书店

幅面尺寸：170mm×240mm 印张：14 字数：180 千字

版 次：2016 年 6 月第 1 版 2023 年 2 月第 2 次印刷

定 价：48.00 元

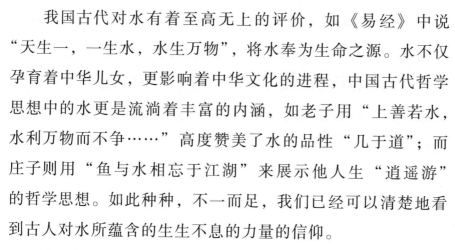

前 言

　　我国古代对水有着至高无上的评价，如《易经》中说"天生一，一生水，水生万物"，将水奉为生命之源。水不仅孕育着中华儿女，更影响着中华文化的进程，中国古代哲学思想中的水更是流淌着丰富的内涵，如老子用"上善若水，水利万物而不争……"高度赞美了水的品性"几于道"；而庄子则用"鱼与水相忘于江湖"来展示他人生"逍遥游"的哲学思想。如此种种，不一而足，我们已经可以清楚地看到古人对水所蕴含的生生不息的力量的信仰。

　　在这样的历史背景下，历代医学家、养生学家早就对水对人体健康的重要作用深有研究。他们认为，人的生命离不开水，就像离不开空气一样，水与人的健康息息相关。

　　我国古代医学家认为，人体一旦缺水，则肌肤不能润泽，津液不足，不但口干舌燥，而且易生内火，出现便秘、视力模糊、肾虚火旺等症。现代医学研究也表明，饮水不足会使全身血液总量减少，导致血液黏稠度增高。人体一旦缺水，血液的流动就会变缓，新陈代谢就会变慢，这样体内废物无法及时排出体外，从而会引起各种疾病。

各种研究告诉人们，如果人体内有充足的水、优质的水，整个生命系统就可以正常高速运转。换言之，如果我们能控制好饮用水的安全问题，疾病就会减少很多。我们天天都在喝水，那么怎样才能喝出健康呢？

　　为了能让读者了解有关水与健康的知识，达到帮助人们日常保健的目的，本书从水是生命之源、水为五脏之本、水能治百病、水引起的疾患、不同人的不同饮水方式、科学饮水的方法、喝什么样的水更好、改掉不良饮水习惯、找到更好的水等方面，介绍了一些人们生活中经常遇到的、关心的，又常常容易被忽视的有关水的知识，使大家对水与人体健康有一个全新的认识，从而科学地调整饮水及用水方法，喝出健康！喝出营养！

杨力

水是最好的**养命**药

目　录

水是最好的养命药

目
录

水
是
最
好
的
养
命
药

一、水是生命之源——揭开水与长寿的秘密

　　人们对水的赞美由来已久。在中国古代诗歌中，有很多关于水的赞美诗，有说明水性的诗句："火性何如水性柔，西来东出几时休。"有李白的《将进酒》："君不见黄河之水天上来，奔流到海不复回。"有张若虚的《春江花月夜》："春江潮水连海平，海上明月共潮生。滟滟随波千万里，何处春江无月明。"海、潮、江、河，都给诗人以无尽的想象。而水的意义，并不仅仅在于此。水，诞生了地球上种类繁多的生命体，这些生命体，也必须依靠水才能存活。人当然也不例外，水和人类的寿命有着密不可分的联系。

　　生命的过程就是一个阴阳消长的过程。人生犹如一个太极钟，按照太极阴阳气化原理，衰老应该开始于阳极期，因为阳极阴长，盛极则衰，所以阳极才开始衰老，但也只是开始衰老而已。在太极钟中，80岁处于阳极期。所以人应该在80岁才开始衰老，天寿应该有160岁。然而，现代人30岁就已经见老了，这就是养生没有做好的缘故。

　　既然衰老开始于阳极期，那么只要延缓阳极期的到来，就有可能推迟衰老的到来。科学证明，水是可以延缓衰老的。人在年轻的时候身体里的水分占体重的60%，而到老

年，就不足 60% 了。衰老就是消耗体内津液的过程。如果我们注意补充津液，减少内耗，各个细胞内的水分才会充盈，人才会更年轻。

水在养生中起着至关重要的作用，但是很多人就是因为没有意识到水的重要性，不了解水和人的关系，没有一个合理的饮水习惯，才导致身体因缺水而加速衰老，增加心脑血管的发病率，使大便干燥产生内毒素，引发腹胀、头晕等问题的出现。

水火化生万物

《易经》有云："天地氤氲，万物化醇；男女构精，万物化生。"这就是说："天地间阴阳二气交融，万物才能变化而完美，阴阳雌雄两性交合，万物才能产生变化。"阴阳二道互相作用，就能产生宇宙一切现象。《灵枢经》曰："太一者，水之尊号。先天地之母，后万物之源。"水尊称太一，它先为孕育天地的母亲，后为生成万物的源泉。水聚集并产生质的变化，无不是具备了阴阳之气后才成形的。水为火之，水火相生万物。阴为水，阳为火，阴阳相合才能演化生成世间万物。

传说远古的伏羲时代，有一神奇的龙马背负着一张神秘的图，出现在孟水水面上，象征吉庆，后世称之为"河图"。在大禹治水的年代，又有一神龟背负着另一张神秘的图浮出洛水，呈祥显瑞，后世称之为"洛书"。《河图》中说："天一生水，地六成之。"《洛书》五行生数中第一数为水。《易经》第二十九卦为"坎卦"，"习坎：有孚，维心亨，行有尚。"这足以说明，人类在古时就已经看到了水的重要性及其特性，甚至把水的象征意义都进行了淋漓尽致的应用。我们的祖先早在几千年前，就读懂了水，读懂了万物和水的关系。

茫茫宇宙中，一片孤寂，只有地球上，无数生命形式热热闹闹地繁衍不息。为什么只有地球上才有生命存在？就是因为地球上有着最宝贵的资源——水。地球表面70%都覆盖着海水，有人说，大海是生命的摇篮，这一点也不错。生命自水而生，地球上最初的生命在海水里经过漫长的岁月才进化而成。

各种生物体内都含有大量的水。粮食、蔬菜、水果、鸡、鱼、肉、蛋，没有一种食物不含水，甚至连一片树叶，也包裹了无数的小水滴。所以说，水是维持生命的要素，哪里有水，哪里就有生命。古人有道："流水不腐，户枢不蠹。"水不仅孕育了生命，还参与生命的新陈代谢，使之保持活力。水净万物且给之养，水可以净化万物的内外，并且提供给它们所必需的养分。就是这透明无味的寻常液体，造就了这个千姿百态、生物多样的世界。

水是生命之源，人是水生成的

　　水是生命之源，一切生物都离不开水，没有水就不会有生命。和其他生命体一样，人类生命系统的各个部位也是以水为主要物质而组成的。水是构成人体的重要组成部分，是人体必需的营养素之一，对人体健康起着重要的作用。如溶解各种营养物质，帮助消化吸收，冲淡毒素，并参与废物的排泄和体温的调节等；人体的呼吸系统、消化系统、泌尿系统、运动系统等，都离不开水。可以说，人体由里到外，无一不是由水支撑着。只有得到足够的水，人体才能保持健康状态，生命之树才可以常青，生命之根才不会枯萎，所以说，水是生命之源。

　　水像一位慈祥善良的母亲，孕育了人类，并且哺育了人类。中国人称黄河为母亲河，这一称呼多么形象啊！源远流长的华夏文明就起源于黄河，它浇灌了我们祖先的身心，开阔了他们的视野。

　　《红楼梦》里贾宝玉说，女人都是水做的。其实不然。无论男女都可以说是水做的，男人含水量甚至更高。据医学家的研究，水占人体重的比例，成人为60%，婴儿为65%~70%。人的眼球里，水占92%，血液中90%以上都是水，脑、肺和肾等内脏器官含水量达80%以上，肌肉中70%以上也是水，即使是骨头，含水量也在12%~20%，……

水，这种无色、无味、无处不在的透明液体，既是生命物质的溶剂，也是生命的营养物质。

水与空气、阳光一样，是人类赖以生存的基础。

水与蛋白质、氨基酸一样，是人类延续生命的基本营养素。

人体每天摄入和排出的水量必须处于动态平衡，否则人体这部复杂精密的"机器"就要出问题。人体缺水占体重的1%~2%时，就会感觉口渴；缺水5%时，人将烦躁不安；缺水10%时，会出现少尿、心率加速、血压下降等；缺少15%~20%时，人会处于昏迷状态，甚至危及生命。科学测定，人2至3天不喝水就会有生命危险。

如果把体内的水看成是一条河，生命的各种新陈代谢活动都在其中航行。如果没有水，新陈代谢活动就不能进行，各种营养素就会像散落在干涸河床上的沙砾，毫无用处。

水承载了生命活动的重任，为人的生存创造最基础的条件，所以说，水是生命之源，而人，就是由水生成的。

水是为人体运输营养的大队长

中医的五行理论将人体的五脏六腑分别归属五行，从五脏的相互滋生关系来看，肾水之精以养肝木，肝木藏血以济心火，心火之热以温脾土，脾土化生水谷精微以充肺金，肺金清肃下降以助肾水。水性润下，有下行、闭藏之性，肾属水，故肾主水液代谢之蒸化排泄，并有藏精功能。中医理论上认为体内的水液代谢主要靠脾的运输，运输到肺，通过肺的通调水道作用再下输于肾，存于膀胱，在一定的条件下排出体外。

当水充足时，关节的软骨组织、血管、消化系统、ATP（腺苷三磷酸）能量系统都可以正常、有效地工作。如若摄入水量不足，有害物质在水里的航行就会抛锚，也就无法顺利排出。

《黄帝内经》里说："今夫热病者，皆伤寒之类也……人之伤于寒也，则为病热。"这里指出了寒为热病之因。为什么寒重反而会引起火呢？因为身体的寒重直接后果就是伤肾，引起肾阳不足、肾气虚，造成各脏器功能下降，血液亏虚。肾属水，水是灌溉、滋润全身的，当人体内这个水不足，就如大地缺水一样，身体会干燥。脏器也是一样，每个脏器都需要工作、运动，这种运动如果缺少了水的滋润，就容易摩擦生热。最典型的是肝脏，肝脏属木，最需要水的浇灌，而一旦缺水，肝燥、肝火就非常明显。如果给肝脏足够的水，让肝脏始终保持一种湿润的状态，它就不会干燥，也不可能有火。

古人说，失之毫厘，谬之千里。水在人体内的数量是有一定限额的，太多，水不能及时流动；太少，又不能满足人体需要。就好像河里的水，太少，就容易干涸；而太多，则会满溢，甚至形成洪灾。

营养和废物在人体内的顺利运输主要是依靠这样一条温顺的河流——健康的血液循环系统来完成，而血液中90%以上都是水，水是含有溶解性矿物质的血液系统的一部分。人体吸收的各种营养物质必须溶解在水里才能运输至身体各个部分的组织和细胞；同时，组织和细胞产生的代谢废物、有害物质也必须溶解在水里才能运输至排泄器官（如肾、肺、皮肤等）。

水在人体内奔腾不息，勤劳地运送营养和废物，称它为运输大队长绝不为过。

存得一分津液，便有一分生机

中国易发旱灾、洪灾，于是在人们的美好愿望中，古代就产生了无数个关于龙的传说。很多传说中，尊龙为司雨的神，龙王之职就是兴云布雨，为人们消解炎热和烦恼，龙王治水成了民间普遍的信仰。道教《太上洞渊神咒经》中就称，"国土炎旱，五谷不收，三三两两莫知何计时"。原始天尊乘五色云降临国土，与诸天龙王等宣扬正法，普救众生，顿时大雨洪流，应时甘润。旧时专奉龙王之庙宇几乎与城隍、土地之庙宇同样普遍。每逢风雨失调，久旱不雨，或久雨不止时，民众都要到龙王庙烧香祈愿，以求龙王治水，风调雨顺。

久旱之时的草木，会把其水分包裹在身体的最里面，聚集在最内的枝叶和根上，等待一朝再次萌发。就如宋朝范成大的《四时田园杂兴》："土膏欲动雨频催，万草千花一饷开。"春风春雨，滋润大地，草木萌发，百花开放，织成一幅生机盎然的春景图。

生命因水而不止。

古人曰："存得一分津液，便有一分生机。"此话不无道理。2008 年的汶川地震，诞生了多少生命奇迹。一位 60 多岁的老太太，被困石缝中 196 小时，最终成功获救。她为什么被埋了那么久，没有食物，仍能生还呢？在等待救援的八天八夜时间里，这位老人就是靠那一滴一滴的雨水维持着生命。那蒙蒙细雨，就是救命的生机。

水，在极度的干渴之下，就是比金子还珍贵的东西。

在美国"卡特里娜"飓风之后，一位被洪水围困了 18 天的老人奇迹般生还，这位 76 岁的老人如何能在食物短缺的这段时间里存活？还是因为这个宝贵的资源——水。老人身边有少量的饮用水，来保证他的生命不会干枯。

在沙漠旅人的眼里，绿洲是最美丽的景色，它就像是嵌在沙里的绿玛瑙，粼粼碧波，荡漾的是鲜活的生命。

一滴水便是一个世界，一滴水便是一片生的希望。

疾病与死亡的原因都在水

水滋润了人的生命，但是一些疾病或者死亡，又是因水而起。

世界卫生组织调查发现，人类所患疾病的 80% 与水有关。人们当前的饮水习惯将决定 10 年后的身体健康状况。由于受环境污染等各种因素的影响，发展中国家 80% 的疾病和 1/3 的死亡是饮水不洁所造成的，每年因此死亡的人员数字触目惊心。

19 世纪以前，水质的污染是以生物污染为主。通过水中含有的细菌、真菌、病毒、寄生虫等微生物引起的霍乱、伤寒、登革热、脊髓灰质炎、病毒性肝炎、寄生虫病等，曾夺去千百万人的生命。到 20 世纪中叶，由于工业废气、废水、废渣的"无机污染"日益严重，导致许多化学污染事故。

饮用水微生物污染是危害我国国民健康的主要原因之一。特别是在贫困地区，由水引起的传染病仍是危害健康的重要疾病。饮用水中的致病生物主要包括细菌、病毒、寄生虫等。即使含量很少，只要有单个病原体进入人体，就可能使人感染疾病，这要比饮用水中存在微量有机污染物对人体的危害更大。

水中的重金属对人体也有很大危害。在环境保护中影响最大的重金属包括汞、铬、镉、铅、砷等。铅对一些特殊人群有较大的危害性，特别是 6 岁以下的儿童，他们的血液、神经和肾脏最容易受到铅的毒害。铅可以通过胎盘屏障到胎儿的循环系统中，易使胎儿大脑受损。铅可以抑制钙、铁、锌的吸收，易使孕妇产生骨钙的流失，亦可使老年人骨质疏松。古人云，流水不腐。当自来水管关闭时间长达 6 个小时以上时，首先要打开水龙头放水一两分钟，将水管里的水放掉，因为长时间不用的水中会溶解有铅。

一些不良的饮水方式也会在不知不觉中损害人们的健康，如口渴或炎炎烈日下猛喝生水或冰镇水。未煮沸的自来水中含氯，氯与水中残留的有机物相互作用可以产生三氯甲烷，三氯甲烷是可疑致癌物质。大量饮用冰镇水会导致汗孔排泄不畅，机体散热困难，最终因余热蓄积而诱发中暑。长期饮用过纯的水，会带走人体的微量元素，导致人体免疫力下降。因此，口渴或天气炎热时应喝温开水或加盐的温热水。

俗话说，病从口入。水是我们每天都要喝的，其质量好坏更是关系到我们身体健康的重要问题。

二、水为五脏的阴之本，会养阴命更长

明末医学家李中梓认为，治病求本，即要掌握生命之本。而生命之本，不外乎先天之本与后天之本两个方面。先天之本在肾，肾为脏腑之本，十二脉之根，呼吸之本，三焦之源，内寄元精元气，五脏六腑之精均藏于肾。肾精充盛，则脏腑之精充足。而元气又是诸气之本。无论脏腑之气，经脉之气，均以元气为根。故而，要保全生命，必须保护先天肾中精气。

朱丹溪有云：阳常有余，阴常不足；气常有余，血常不足。何况阳主动，阴主静，人体常居阳动状态之中，精血、阴气最易耗散。故此示人保护阴精，强调养阴在养生、治疗上的重要性。肾属水，故而补水养阴才是长寿之道。

《素问·生气通天论》："阴损则及阳，阳损则及阴；阴平阳密，精神乃治；阴阳离决，精气乃绝。"根据阴阳互根的原理，机体的阴阳任何一方虚损到一定程度，必然导致另一方的不足。阳虚至一定程度时，因阳虚不能化生阴液，而同时出现阴虚的现象，称"阳损及阴"。同样，阴虚至一定程度时，因阴虚不能化生阳气，而同时出现阳虚的现象，称"阴损及阳"。"阳损及阴"或"阴虚及阳"最终导致"阴阳两虚"。阴阳平衡，方能阳气不泄，人的精神才能保持正常。那么要是阴阳分离，就会导致死亡。

那么，怎样维持生命阴阳平衡呢？我们知道人的生命储备是有限的，任何一个生命，包括一个人，能量的储备都是有限的。那么我们要合理地安排，我们的生命好比是燃烧着的一根蜡烛，燃烧得越旺，熄灭得越早。生命储备是维持阴阳平衡的基础，生命储备一个是饮食，一个是睡眠，一个是性，这三大本能是增加生命储备的三大要素，是维持身体阴阳平衡的主要环节。首先我们看饮食养生，饮食养生就是对生命的营养，饮食养生就是说首先我们要通过补和泄，一补一泄来维持生命的阴阳平衡。除了饮食之外，其次就是睡眠，睡眠养生是对生命的充电，我们睡眠的目的也是通过调整阴阳平衡，而达到生命的储备，所以我们提倡要睡子午觉。再次，就是性养生，性养生是对生命的协调，性养生的重大意义在于协调人体的阴阳平衡，阴阳平衡得好，衰老就能够减缓，寿命就会延长。

所以，饮食养生、睡眠养生、性养生是生命的储备养生。互相结合，互相配合，对维护人体的阴精和阳气的平衡、维护生命的阴阳平衡具有非常重要的意义。把这些生命的阴阳平衡好，就可以使得坎离交泰，水火互济。正如张介宾所说："人生所赖，唯精与神，精以阴生，神从阳化，故阴平阳秘，精神乃治。"

水是五脏阴之市，人体的阴津即是水

水是最好的养命药

《灵枢·决气》曰："何谓津？岐伯曰：腠理发泄，汗出溱溱，是谓津。何谓液？岐伯曰：谷入气满，淖泽注于骨，骨属屈伸，泄泽补益脑髓。皮肤润泽，是谓液。"这里简要地指出了津和液的概念及功能。质地较清稀，流动性较大，布散于体表皮肤、肌肉和孔窍，并能渗入血脉之内，起滋润作用的，称为津；质地较浓稠，流动性较小，灌注于骨节、脏腑、脑、髓等，起濡养作用的，称为液。

人体的津和液，都可称为水。水存在于人体的各个角落，把人的营养所需运送到各个部门，并且参与细胞的生长过程。可以说，如果没有水，身体的各种代谢活动就无法进行，就像关掉开关的机器，无法启动了。

中医学认为，人以五脏为本。一切生理过程均离不开五脏的功能活动。《灵枢·本脏》曰："五脏者，所以藏精神血气魂魄者也。"由于五脏所藏精、气、神的内容及形式各异，形成了五脏不同的功能，如心藏脉，肺藏气，脾藏营，肝藏血，肾藏精五种不同生理功能活动。

《素问·六节脏象论》又曰："肾者，主蛰，封藏之本，精之处也。"指出因五脏之精皆藏于肾，所以说封藏是肾的功能特点。精能化气、生神，是气与神的物质基础；精足则气充，气充则神旺；气能生精、化神，气足则精盈，精盈则神明；神能驭气、统精，神明则气畅，气畅则精固。精、气、神三者形成一个环，互为补充和巩固。

《素问·上古天真论》说："肾者主水。"《素问·逆调论》说："肾者水脏，主津液。"都指出了肾主水的功能。"精以阴生"，所以肾主阴，在古代医学里，肾也称"水"。

肾主水的功能，主要是靠肾阳对水液的气化来实现的。人体水液的新陈代谢包括两个方面：一是体内水液来源于饮入胃的水，通过脾的运化而为胃行其津液，肺气宣降而通调水道，使"水精四布，五经并行"，清者运行于脏腑组织，发挥其生理作用，浊者变化为汗、气、尿等形态，分别从汗腺、呼吸道、尿道排泄于体外，从而使体内水液代谢维持着相对的平衡。在这个过程中，肾阳的温煦，推动肺、脾、胃、膀胱等脏腑，使之在水液代谢中发挥各自的生理作用。所以，肾的气化作用是贯穿始终的。二是各组织器官利用后的水液，下注而归于肾，经肾的气化作用以升清降浊。《素问·水热穴论》说："肾者，胃之关也。"说明肾脏是胃腑所化水液下注的关门。肾的气化正常，则关门开合有度。关门开张，则代谢的水液，即浊中之浊者（又叫"客水"或"邪水"）变成尿液，下输膀胱，从尿道排尿于体外；关门闭合，则机体需要的水液，即浊中之清者（又叫"真水"），升腾还流体内，使体内水液维持动态平衡。

《黄庭内景经》认为："肾者精之处，先天之本，元气之根，主骨。"经中认为肾主五脏六腑，与九窍津液之相连，开窍于耳，肾气充足，则耳聪目明、筋强骨健、百脉通畅。

水可以起滋润和濡养作用，运输养分和排出废物，润滑身体内部各个细胞。

一直运转的机器，如果过热，就需要水的冷却降温，否则就极容易损坏。人体的阴精也就起到这样的作用，它调节各个脏器的温度、湿度，保证五脏阴阳平衡，以使人平静安泰，疾病不生。水是五脏阴之根本，必须保证其充盈，不得断绝。水深好行船，只有水分充足，人体内津液适当，人这艘大船才可以在生命的航程里畅行无阻，一帆风顺。

水液代谢与五脏调节

《素问·经脉别论》说："饮入于胃，游溢精气，上输于脾，脾气散精，上归于肺，通调水道，下输膀胱，水精四布，五经并行。"水液代谢虽由胃、脾、肺、肾、肠、膀胱等脏腑共同协作而完成，但人体水液的升降出入、周身环流，则必须以三焦为通道才能实现。三焦为六腑之一，是中医脏象学中的一个特有名词，位于躯体和脏腑之间的空腔，包含胸腔和腹腔，是上焦、中焦和下焦的合称。三焦水道的通利与否，不仅影响到水液运行的速度，而且也必然影响到有关脏腑对水液的输布与排泄功能。也可以说，三焦运行水液，是对脾、肺、肾等脏腑主管水液代谢作用的综合概括。

在正常情况下，人体阴阳之间处于相对的平衡状态，津液作为阴精的一部分，有调节阴阳平衡的作用。脏腑之阴的正常与否，与津液的盛衰是分不开的。人体根据内环境的改变，通过津液的自稳调节使机体保持正常状态，以适应外界的变化。如寒冷的时候，皮肤汗孔闭合，汗不能出，下降膀胱而使小便增多；夏暑季节，汗多则津液减少下行，小便也随之减少。当体内丢失水液后，则饮水以增加体内的津液。由此进行体液的调节，维持人体生命活动的正常进行。

如果三焦水道不利，则脾、肺、肾等脏腑调节水液的功能将难以实现，引起水液代谢的失常，水液输布与排泄障碍，产生痰饮、水肿等病变。正如《类经·脏象类》所说："上焦不治，则水泛高原；中焦不治，则水留中脘；下焦不治，则水乱二便。"这就如同治水，当河的下游出了问题，必然要找到其源头，在上游进行疏导整治。否则就是没有找到问题根源，瞎整一气，到最后是治标不治本，使得病症容易反复发作，甚至延误病情，耽误了医治的最佳时机。

"百病之源，五脏为根"，人体是一个以五脏为中心的有机整体，五脏以气脉、血脉的运行，相互作用、相互促进、相互制约来维持人体的正常生理功能。就像是一条路，要经常有人打扫，才不至于垃圾遍布，最后堆成垃圾山，造成重重障碍，将其变成死路。正如五脏又以经脉濡养外在的四肢百骸，当人体气脉、血脉瘀滞不通时，就如同道路拥堵，五脏无法相互作用，"相生、相克"没有次序，便引起了脏器生理功能的过强或过弱，故五脏受损是疾病产生的真正原因。

而当人体产生疾病的时候，人们不是单纯着眼于外在的症状，忽略了对人体五脏的调节，就是只侧重于单一脏器的调节，忽略了五脏的整体关系。例如，高血压就只单纯降压，糖尿病就只单纯降血糖，心脏病就治心脏，没有找到导致疾病的真正根源。这也是为什么那么多慢性疾病无法获得痊愈的原因所在。应当以中医的思想"内外双修，五脏同调"，外五行疏通经脉，祛除外在症状；内五行疏通气脉、血脉，使五脏生克有序，平衡相通，从而达到"病者康，康者寿"的目的。

心为君主之官——心（火）火上炎水来挡

在中医理论中，心属火，肺属金，肝属木，脾胃属土，肾属水。只有五行平衡，人体才能健康。一般来说，肾为水之源，因为肾属水，水克火，肾阴亏而心火盛就是这个道理。心是属火的，心火盛则肉败，容易产生口腔溃疡等疾病。舌为心之窍，所以说口腔溃疡的根源不一定是上火，也有可能是肾水亏，不能克制心火，应当补肾阴。所以说肾是水之源，但是为什么说是"下源"呢？肺是属金的，肺金衰则肾水亏，因为金生水（所以把肺称为"水之上源"）。肺金衰会导致肾水亏，肾水亏会导致心火盛，心火盛会导致口腔溃疡，而心火盛又会损伤肺金（火克金），形成循环。

所以，一种症状可能含有多种根源，中医讲究辨证的原因正在于此。古人云"五脏六腑俱使人咳"，正是如此。

《内经》认为心是脏腑之王，能知寒热、和荣卫、通血脉、调阴阳；心开窍于口舌，能吐纳五脏之气，识别五行之味。所以人能心安，就可以体无病，身不枯。心是人体最累的器官，保护好心脏，其实也就是保护好了生命的一半。

心属火，旺于夏，所以夏天是养心的好时机。需要注意的是不要食用温热的食物，也不要穿太厚，否则容易助长病邪。心火要靠心阴敛，如果心阴亏耗，心火就会上炎导致失眠、烦躁等问题。保护心水，就是要保护心的真阴。首先不能劳心过度，以免心阴暗耗，尤其避免忧思焦虑。所愿不遂、忧思郁结导致失眠、心烦、做梦，都是心阴暗耗导致心肺不降而出现的系列病症，所以务必注意不能劳心太过。出现心阴虚，如心烦口干、心跳加速、失眠多梦、舌质红等症状，可多吃麦冬（泡水饮）、莲子、百合、桂圆肉等。

心阴虚甚至会导致更加严重的症状，如精神错乱，神志失常。正如《素问玄机原病式·火类》所说："心热甚则多喜儿癫。"心火旺则肾水衰，肾水衰则痰浊生。痰气郁结，则心脾耗伤，气血不足，引起癫证；痰火壅盛，则火盛阴伤，阴液耗损，引起狂证。

如若有神思恍惚、魂梦颠倒、善悲欲哭者，兼有心悸易惊、肢体困乏、饮食锐减、言语无序的症状，且舌淡苔薄白，脉沉细无力，可用养心汤送服越鞠丸。养心汤出自《证治准绳》一书，由党参、当归、云苓、茯神、柏子仁、炙黄芪、炒枣仁、远志、川芎、肉桂、五味子、半夏曲、炙甘草等组成。具有益气补血、养心安神之功；主治由思虑过度、心气不足所致的心悸健忘、失眠多梦、神疲乏力等心脾两虚证。

如若有突发狂乱无知，骂詈号叫，不避亲疏，逾垣上屋，或毁物伤人，气力愈常，不食不眠者，兼有素来性情急躁，头痛失眠，两目怒视，面红目赤，舌质红绛、苔多黄腻或黄燥而垢，则需要清心泻火，涤痰醒神。可服用生铁落饮、生铁落饮为《医学心悟》方，由生铁落、胆星、贝母、玄参、天冬、麦冬、连翘、丹参、云苓、橘红、石菖蒲、远志、朱砂（冲）等组成。主治痰火上扰的狂证，具有清心泻火，涤痰醒神的作用。

近年来，人们对自身健康的关注度越来越高，各类保健品也蜂拥上市，许多人认为，只要是保健品肯定会对人体有好处，殊不知，在许多情况下适得其反。其实很多时候没有必要去买保健品，我们完全可以利用一些自制的保健饮品或药膳来达到自身的保健目的。下面推荐几款养心汤饮。

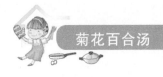

菊花百合汤

可以用白菊花6克、干百合50克（鲜品加倍）来制作。将菊花略洗拍碎，干百合先泡涨，加水同煮，待干百合软烂，可加糖适量服用。具有养心安神，平肝潜阳的作用。

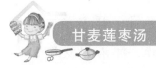

甘麦莲枣汤

甘草6克，淮小麦15克，麦冬10克，莲子15克，大枣30克。将甘草、淮小麦、麦冬三味药先煎汁去渣，用药汁煮莲子、大枣服用。其功用是清心安神，养阴润燥。

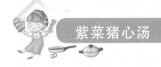

紫菜猪心汤

紫菜50克，猪心250克，精盐、料酒、姜片、葱段、油适量。其做法：先将紫菜用清水泡发，去杂洗净。将猪心剖开洗净，下沸水锅焯去血水，捞出洗净切片；再把锅烧热加入猪油、煸香葱姜，放猪心，烹料酒煸炒至水干；然后加入清水、精盐烧煮至猪心熟烂，加入紫菜烧沸后即成。《随息居饮食谱》记载：紫菜能"和血养心，清烦涤热"。猪心能安神定惊，益心补血。二者合成此汤补心作用加强，对治疗虚烦不眠、惊悸怔忡、瘿瘤等有一定作用。健康人食之能益心补血、秀发。

肝为将军之官——补水养肝（市）阴

中医认为，肝与胆互为表里，开窍于目，肝主藏血，主疏泄。肝气上与三焦气合，下为口中津液，津液过玄膺、明堂入丹田，真气流布，百骸受润，则无疾病。肝又为将军之官，主谋虑。

肝主疏泄而藏血。疏泄是指肝对全身的气机、血液、水道、津液等具有疏通、畅达、宣泄的功能和特性，以保持肝本身功能和其他脏腑功能活动的重要条件。肝藏血，指肝具有储藏血液，调节血量的生理功能，即"肝主血海"也。疏泄与藏血二者是相辅相成、相互影响的，肝疏泄正常、气机调畅、血运畅达，藏血才能保障；反之，也只有肝的藏血功能正常，肝血充足，肝木得养，其疏泄始能正常发挥，故前人有"肝体阴而用阳"之说。肝常行疏泄功能，居阳动状态，肝体精血则易耗散而常虚。"血液运行上下全赖乎肝，肝阴虚证则不能滋养血脉"。肝阴虚证致使营阴亏损，血脉不充，以致血液运行不畅而瘀滞。又因瘀血阻滞，妨碍阴精的化生，可加重瘀血，导致血液黏度增高，血流缓慢，微循环障碍而出现微观血瘀证。所以说，水对肝脏来说很重要。肝脏是人体解毒的器官，所有体内的毒都要经过肝脏代谢后排出体外，因此肝脏在代谢过程中需要大量的水，如果水分摄入太少了，体内的毒素不容易被稀释，那么这些毒素就会对人体造成伤害，当然，也会对肝脏本身造成损害。

肝的另一功能是管理情志，情绪的好坏直接影响着人体对营养物的消化和吸收。在春天，人体的新陈代谢与肝脏有很大关系。要适应自然界的变化，就必须保持肝脏旺盛的生理功能。如果肝脏运作失常，适应不了春季的气候变化，就有可能出现一些病症，精神病及肝病患者尤其容易在春季发病。中医的"春宜养肝""春应在肝"是很有道理的。

春季肝木应时而发，容易造成肝阳上亢，而肝阳上亢的唯一原因是肝阴不足，包括肝血不足，因血为阴仍属肝阴不足范畴。阴血不足容易出现以下状况：情志不舒、懒言少语、闷闷不乐、委屈爱哭、喜欢独自相处、喜欢阴天或昏暗的地方；眼睛凹陷、黑眼圈、目倦神疲或眼睛干涩、眨眼、视物模糊、迎风流泪、花眼、近视、色盲等异常；两膝酸软、手抖、腿抽筋、摇头、手脚麻木、肌肉蠕动；白发；头晕而痛，绵绵不止、少眠多梦、易惊醒；耳鸣如蝉；月经不调（量少、量多或闭经）；便秘（血虚型）；灰指甲或易断裂；口渴不欲饮；食多而消瘦；舌质红；反映在头面部则皮肤干燥，头皮瘙痒有皮屑，面生黄褐斑、雀斑；易引发各种严重的肝胆疾病。

因此，对肝脏的保养最适合的季节是春季。在春天三月里，切忌过分劳累，以免加重肝的负担。与此同时，肝病患者及高血压病患者，也应在春季到来之时，加强服用养肝、降压之药物。精神病患者宜于此时定期服药，避免精神受到刺激。这些都是顺应春季变化特点，保肝养肝之养生法则。

春天是养肝的季节，夏天则重养心、清火。在中医理论中，肝属木，心属火，若木旺就能生火，心与肝息息相关，意思是春天若能把肝养好，夏天暑热、阳气太盛的情况就能减缓。而春天养肝适合以补血方法，因为肝属血，所以像葡萄干、龙眼干、糯米甜糕这类补血、健脾胃的食材，都是适合春天养肝血的甜品。还要记得多吃一些富含蛋白质的瘦肉、鱼类、蛋类、牛奶和豆制品。这些食物里含的蛋白质，是我们的肝合成蛋白的基础物质。

容易发脾气、动怒的人，属于肝火旺盛。"怒易生火，易伤肝脏"，会引起肝气在体内堆积，从而导致肝气郁结，气血不畅。这样的人要多吃些木耳和莲子这样偏凉性的食物。尽量不要生气，调整好情感。经常感到胸闷、精神不济、情绪不稳定的人容易肝气郁结，气血循环不好，尤其是上班族或正值壮年的人，因为工作透支体力，容易紧张，加上春季天气变化大，不但体虚的人容易生病，有旧疾的人也可能复发，这时就可选用清淡温和的中药材来疏肝、补益中气。例如，枸杞子、黄精、沙参、东洋参、麦门冬、黄芪等。这类药材有帮助养肝、补足体内阳气的作用。若是急性肝炎的患者，不适合上述药材；如果是慢性肝病的患者，应在医生建议下使用。

枸杞黄精泡茶，可以滋养肝肾。将枸杞和黄精各3克，加入 500 毫升的开水中，用杯盖闷约 10 分钟即可饮用。枸杞滋阴养肝，黄精补气，对于泌尿系统病症、妇科疾病有缓解作用。另外，枸杞可以明目，青少年也适合饮用，但每周不要超过 3 杯。腹泻、火气大者不宜饮用。

蜜糖红茶，能温中养胃。红茶叶 5 克，放保温杯内，以沸水冲泡，加盖闷片刻，调适量蜂蜜、红糖。每日饭前各饮 1 次。此茶适用于春天肝气偏旺、脾胃功能不佳者。

春天养肝要防止肝火过旺、肝阴不足，所以春季宜喝粥养肝。

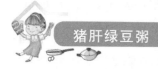

猪肝绿豆粥

新鲜猪肝 100 克，绿豆 60 克，大米 100 克，食盐、味精各适量。将绿豆、大米洗净同煮，大火煮沸后改小火慢熬，至八成熟后，将切成片或条状的猪肝放入锅中，熟后调味。此粥补肝养血、清热明目、美容润肤，特别适合面色蜡黄、视力减退、视物模糊的体弱者。

决明子粥

炒决明子 10 克，大米 60 克，冰糖少量。将决明子加水煎煮取汁，然后加入大米同煮，成粥后加入冰糖即成。该粥清肝明目，润肠通便，对目赤红肿、畏光多泪、高血压、高血脂、习惯性便秘等症效果明显。

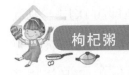

枸杞粥

枸杞子 30 克，大米 60 克。先将大米煮成半熟，然后加入枸杞煮熟即可。特别适合头晕目涩、耳鸣遗精、腰膝酸软等症患者。肝炎患者服用，则有保肝护肝，促使肝细胞再生的良效。

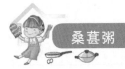

桑葚粥

桑葚 30 克（鲜桑葚用 60 克），糯米 60 克，冰糖适量。将桑葚洗净与糯米同煮，煮熟后加入冰糖。该粥可滋补肝阴，养血明目，适合肝肾亏虚引起的头晕眼花、失眠多梦、耳鸣腰酸、须发早白等症。

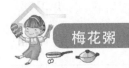

梅花粥

白梅花 5 克，粳米 80 克。先将粳米煮成粥，再加入白梅花，煮沸两三分钟即可，每餐吃一碗，连续三至五天。梅花性平，能疏肝理气，激发食欲。食欲减退者食用此粥效果颇佳，健康者食用则精力倍增。

水是最好的**养命药**

肺为相傅之官——娇弱的肺（金）喜润恶燥

肺位于胸腔，由于肺位最高，故称"华盖"，因肺叶娇嫩，不耐寒热，易被邪侵，故又称"娇藏"。其主要功能是主气、司呼吸，主宣发和肃降、通调水道，外合皮毛，开窍于鼻。

《黄庭内景经》认为肺为气之本，开窍于鼻，布气于七窍，主耳目聪明。认为肺气起自三焦，能调理五脏之元气，人若能把津液吞进丹田，那么肤色亮泽，百脉通畅，齿坚发黑，延缓衰老。

肺所主的气是指呼吸之气，包括吸入的氧气，中医称为自然界之清气，清即有营养之意，而呼出的二氧化碳，中医称之为浊气，浊即污浊、废物之意。肺是体内外气体交换的场所，通过肺的呼吸，吸入自然界的清气，呼出体内的浊气，吐故纳新，以维持人体正常的生命活动。《素问·阴阳应象大论》中"天气通于肺"，就是此意。肺主气的功能正常，则气机通畅，气血流通，百脉充盈，呼吸均匀，脉来匀和。若肺气不足，不仅会引起呼吸功能减退，而且会影响宗气的生成，因而出现呼吸无力、少气懒言、语音低微、身倦乏力等。

"朝"是聚会之意，现在称为开早会，古代称为上早朝。肺朝百脉，就是说全身的血脉都会集于肺。吸入的清气进入血液之后，随着血液循环由大的血管，逐级进入小的血管，到达全身细胞，供组织细胞使用，细胞代谢的浊气又从细胞释放入血，从最小的血管，逐层会集到大的血管，最后到达于肺，通过肺的呼吸作用排出体外，故有"肺主治节"之说，指的是肺主周身之气。

肺主气还有一层含义，就是参与宗气的形成。先天之气的总来源为元气，后天之气的总来源为宗气，元气由下焦的肾所主，宗气由上焦的肺所主。宗气是由水谷之气和自然界之清气构成，即是由饮食中的营养成分和吸入的氧气构成，聚集于胸中，通过心肺的宣发布散作用运行全身，起到营养和推动作用。营养作用是给全身脏腑组织提供营养和氧气，推动作用一是推动肺的呼吸功能，二是推动心脏的泵血功能。所以宗气在人的生命活动中是再重要不过的了，人可以一两天不吃饭，但一刻也不能停止呼吸、停止心跳，即一时也离不开宗气的作用。肺起到了主持一身之气的作用。《素问·五脏生成篇》中"诸气者，皆属于肺"就是指此而言。

肺脏娇嫩，不能耐受寒热，容易被邪气侵袭。鼻子是肺脏的外窍，与喉相通，是呼吸系统的第一道关口，所以外邪侵袭肺脏时，多从鼻喉而入，出现鼻塞、流涕等。皮毛，包括皮肤、汗腺、毫毛等组织，是一身之表，人体的防御屏障，依赖肺所传输而来的营养物质来濡养。《素问·五脏生成篇》中"肺之合皮也，其荣毛也"，说明了肺与皮毛在生理上有密切关系。肺气充足，则皮毛润泽，开合正常，邪不易入侵；若肺气虚弱，则皮毛御邪能力减弱而易感冒，从而出现恶寒发热、鼻塞、咳嗽、气喘等肺卫不宣的症候。

肺为水上之源。可见全身的气血津液都靠肺的治理和调节，所以被称为"宰相"或"总理"，料理整个国家大事。

肺喜润恶燥，六邪中的燥邪最容易伤肺，灼伤肺津，出现干咳少痰、喘息胸痛等。饮食不当会使机体正气损失，防御功能减退；悲伤过度也会导致肺气耗损；痰饮瘀血也会影响肺脏功能的正常发挥。

肺阴虚证是肺阴不足，虚热内生所表现的症候。肺阴虚证可出现于多种疾病中，其临床表现各具一定特点，治法亦不尽相同。如咳嗽病中出现肺阴虚证，则多表现为干咳少痰，或痰中带血、咽干、潮热颧红等"虚咳"特点，此由肺阴亏虚，肺失濡润，而虚热内生，肺气上逆所致，治宜滋养肺阴，肃肺止咳，方选沙参麦冬汤（《温病条辨》）加减。若肺痨病中见肺阴虚证，其临床表现多以干咳少痰或痰中带血、胸痛、潮热颧红、盗汗、互相染易等"久咳虚损"为特征，此系痨疾蚀肺，阴津耗伤，清肃失职，肺气上逆而为病，治宜养阴清肺，祛痨止咳。方选百合固金汤（《医方集解》）酌加百部、十大功劳叶等药。

若咯血病中出现肺阴虚证，临床表现每见咳嗽少痰、痰中带血、其色鲜红、胸痛、潮热盗汗、颧红、口干舌燥等特点，此因肺阴不足，清肃不行、阴虚火旺、火灼肺络所致，治当滋阴润肺，凉血止血，方选百合固金汤（《医方集解》）

合四生丸（《妇人良方》）化裁。若肺痿病中出现肺阴虚证，常见咳吐浊唾涎沫，质地黏稠，不易咳出，咳声不扬，气急喘促，形体消瘦，皮毛枯萎，口干舌燥等临床表现，是由肺阴不足、虚火内炽、阴津枯涸、肺气上逆所致，治疗宜滋阴润肺清热，方选麦门冬汤（《金匮要略》）加味，或用清燥救肺汤（《医门法律》）化裁。总之，肺阴虚证在不同疾病中临床表现各具特点，可据此加以辨析。

中医治疗很具特色，既可直接治疗又可间接治疗。直接治疗有宣肺、肃肺、清肺、泻肺、温肺、润肺、补肺、敛肺八法；间接治疗是通过五脏相生相克关系进行。平日还应该加强锻炼，改善卫生环境，防止空气污染，顺应季节注意饮食养生，多吃清肺、润肺、补肺的食物，如萝卜、莲藕、荸荠、梨、蜂蜜、百合、无花果、甘蔗、苹果、马蹄、桂圆等，也可以用麦冬煎水代茶饮用，以达到保护肺的功能，预防和抵御呼吸系统的疾病。

肺主秋，所以养肺以秋天为最佳。立秋以后，虽然天气仍然炎热，但空气中的水分逐渐减少，昼夜温差增大，中医把这种气候特点称为"燥"。肺喜润，燥则逆。中医认为外燥伤人，且多从口鼻而入，此时身体首先会以肺来抵抗，所以燥易伤肺。肺脏调节全身之气，包括呼吸清气，所以肺脏是气体的交换场所。一旦燥证入肺，会引起干咳、痰量少、气喘、胸闷等症状。有肺脏病史的人容易引发急、慢性支气管炎和支气管哮喘、肺结核、慢性肺气肿等病症。

秋季养肺最简便的一招是积极补充水分。秋季气候干燥，使人体大量丢失水分，每日至少要比其他季节多喝500毫升水，以保持肺脏与呼吸道的正常湿润度。除了喝水外，也可直接从呼吸道"摄"入水分。方法很简单，将热水倒入杯中，用鼻子对着茶杯吸入水蒸气，每次10分钟左右，早晚各一次即可。另外，还要勤洗澡，因为皮毛为肺的屏障，秋燥最易伤皮毛，进而伤肺，而洗浴有利于血液循环，可使肺脏与皮肤气血流畅。

一些我们自己在家就可以做的汤，也有着养肺清肺的功效。

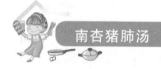

南杏猪肺汤

把一只猪肺反复冲水洗净。将猪肺切成片状，用手挤，洗去猪肺气管中的泡沫。再选15～20克南杏（注意要选用南杏，不能用北杏），一起放入瓦煲内加水煲煮，调味即可。此汤可用于一般人因秋冬气候干燥引起的燥热咳嗽。秋冬时节，对肺气不开、干咳无痰、大便燥结、喉咙干燥等都有一定功效。

沙参玉竹老鸭汤

选用老鸭一只（注意，一定要选用老鸭），去毛脏，洗净。再选用沙参和玉竹各30～50克，一起放入瓦锅中，文火煲1个小时以上，调味即可。该汤能够治疗肺燥、干咳等，对病后体虚、津亏肠燥等引起的便秘等亦有效，还具有很好的滋补效果。

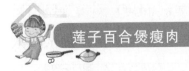

莲子百合煲瘦肉

挑选猪瘦肉 250 克左右，再加入莲子和百合各 30 克和适量水，隔水炖熟，调味即可。（特别注明：隔水炖的意思是将盛食物的碗等容器盖上盖子，在蒸锅里面蒸。）莲子百合煲瘦肉其实是一个富有营养的搭配，除了润燥养肺之外，还可以治疗神经衰弱、心悸、失眠等，也可以作为病后体弱的滋养强壮之食补品。

另外，也可以选用莲子和百合各 60～100 克，加适量糖和水，煲糖水喝，不仅味道清甜可口，而且营养价值高，同样具有上述功效。

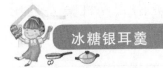

冰糖银耳羹

选用银耳 10～12 克，先冲洗几遍，然后放入碗中加冷开水浸泡（没过银耳即可）。浸泡 1 小时左右，此时银耳泡发，然后挑去杂物。接着把银耳和适量冰糖放入碗中，再加入适量冷开水，一起隔水炖 2～3 小时即可。有滋阴润肺、生津止渴的功效，可以治疗秋冬时节的燥咳，还可以作为体质虚弱者的滋补之品。

肾为先天之本——肾（水）脏主水纳气藏精

中医认为，肾为先天之本，主藏精，主水纳气，主骨生髓，开窍于耳及二阴，其华在发，五脏六腑均需肾阴的滋养，它是人体生命活动的动力源泉。肾为肝之母，肝肾同源。肾阴不足导致肝阴不足。肝为心之母，肝阴不足又会导致心阴不足。心为脾之母，脾为肺之母，肺为肾之母，如此相互循环作用。如果肾水少，则会引发其他四脏各种各样的问题。所以说，肾是生命活动的原动力。

肾卦为坎卦，卦象为一点真阳藏于两水之中。两水即为两肾，肾中有真阳，即为人的命火。肾中真阳上升，能温养心火；心火能制肾水泛滥而助真阳；肾水又能制心火，使不致过亢而益心阴。两脏互相作用，互相制约，以维持正常的生理活动。这种关系就是"心肾相交"，也称水火相济。如若肾水不足，不能上济于心，而使心火独亢；或心阴虚心火旺盛而下及肾阴，而致肾水不足，"心肾相交"的正常生理状态遭到破坏，就会出现"心肾不交"，也就是"水火不济"的病理状态。肾水和心火失去平衡，不能相济，就会产生心烦、不安、失眠等心火炽盛的症候。肾阴虚主要表现为：五心烦热，头晕耳鸣，腰膝酸软，骨蒸潮热，两颧潮红，口干舌燥，盗汗遗精，舌红少苔等阴虚内热的症状。《黄帝内经》中说：所谓阳气，好似天上的太阳，给大地温暖，没有它就没有生命。可见"阳气"对人体生命的重要性。

中医认为阳气发源于肾。肾阴肾阳是人体最宝贵的物质，统率着人体全身的阴阳，当肾阴肾阳受损后，人体阴阳就会失调，疾病就容易复发。由于肾气不足故多伴有腰膝酸软，浑身乏力。阴虚者，则多有五心烦热，失眠多梦，遗精早泄，舌红少苔，脉象细数。肾阳不足者，则多有手足不温，少腹拘急，舌淡苔薄，脉象沉细。

肾属水，主冬，所以冬天正是养肾的好时节。寒冬来临，人体需要足够的热量和能量来抵御寒冷。倘若肾功能虚弱，就会出现阳气不足的现象，甚至出现头晕、心慌、气短、腰膝疲软、乏力、小便失禁等症状。所以，冬季理应滋养肾脏，注意调养"内藏"，使之益阳潜藏、阴精蓄积。这样不仅可以防止疾病，还可增进健康。养肾的方法很多，如在冬季可适当进补，使较充分的阳精保持在体内，一旦春季到来，阳气升发，即可及时供给能量及营养，不至于由于阳精亏乏而使阳气生发困难。一些阳气虚弱的人在冬季往往身体更加虚弱，这可在夏季阳盛之时预先给予治疗，以扶助阳气，即"春夏养阳"，使阳气得到恢复和调养，待到冬季来临不致因为阳气过度虚弱而生发疾病。

冬季自然界阴气最盛，阳气最弱，阴长阳消达到顶点。养生学家提出，冬季饮食应当遵循"秋冬养阴""无扰乎阳"的原则，以食用滋阴潜阳、热量较高的膳食为宜，如羊肉、牛肉、鸡肉、狗肉等肉类食物，辣椒、大蒜、蘑菇、韭菜、生姜等蔬菜，胡桃、龙眼、栗子、大枣、松子等果品，既补充了营养，又保护了人体的阳气，吃了还能使身体暖和，不怕寒冷。中医学认为，黑色入肾。故寒冷的冬季里，适宜多吃黑豆、紫菜、黑芝麻、海带、黑木耳、黑米等黑色食品。

冬季虽然天气清爽，但是寒冷干燥，容易引起咳嗽，而这类咳嗽差不多都是燥咳，治疗方法也以润肺生津为主，如煲糖梨水、红萝卜马蹄水、川贝炖苹果等。在寒冷干燥的冬季里，多喝一些滋阴温补的汤类对身体大有益处。

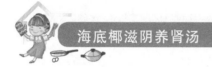

海底椰滋阴养肾汤

将海底椰干100克，南杏25克，北杏20克，炖肉4块，无花果8粒，栗子10粒洗净放入煲锅内，加入适量水。水沸后转慢火煲2小时，加盐即可。此汤可滋阴养肾，润肺养颜，强身健体。

银耳枸杞羹

将银耳15克、枸杞25克同入锅内，加适量水，用文火煎成浓汁，加入蜂蜜再煎5分钟即可。隔日一次，温开水兑服。此方有滋阴补肾、益气和血、润肌肤、好颜色之功效。

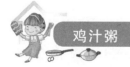

鸡汁粥

先将母鸡剖洗干净，切块，水煮开后，改用小火再煮10

~15 分钟，然后关火待用。将粳米 100 克放入另一锅内，水煮，加入适量鸡汁同煮成粥。此粥可补肾填精、补益气血、滋养五脏。

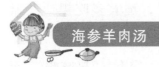
海参羊肉汤

先将海参 20 克用温水发起，羊肉 100~150 克切片，然后将二者同入锅中煮，加入姜、盐等调味品适量，小火煮半小时即可。该汤有滋补肝肾、补益气血的功效。

核桃粥

将核桃肉 20 克与粳米 100~200 克同煮成粥，加适量白糖即可食用。此粥具有润肺止咳、补肾固精、润肠通便之功效。

脾乃后天之本——脾（土）阴亏就是脾缺水

《黄庭内景经》认为脾为仓廪之本，纳谷物生味道，化糟粕。它认为脾居中央，横在胃上，外应脸色；脾胃相合供应营养，那么血脉通畅、筋骨强健、肌肤丰润、营养全躯，就能延年益寿。

中医学认为，脾胃是后天之本，人体气血化生之源，脾胃之气健壮，人可延年益寿。

脾位居中焦，主运化、升清和统血，有经络与胃腑相连，互为表里，生理上二者关系密切，不可分割（如脾升胃降共奏升降之功），所以常脾胃并称。脾胃为水谷之海，气血生化之源，滋养濡润五脏的气血津液皆有赖于脾胃的化生与输布，五脏在生理上密切联系且以脾为中心。正如《素问·经脉别论篇》云："食气入胃，散精于肝，淫气于筋；食气入胃，浊气归心，淫精于脉……脾气散精，上归于肺。"《血证论》亦云："食气入胃，脾经化水，下输于肾。"《医宗必读》明言："盖脾土主运行，肺金主气化，肾水主五液，凡五液所化之气，悉属于肺，转输二脏，以制水生金者，皆属于脾。"充分说明了脾在五脏生理中的枢纽作用。脾主运化，脾的运化水谷精微功能旺盛，则机体的消化吸收功能才能健全，才能为化生精、气、血、津液提供足够原料，才能使脏腑、经络、四肢百骸以及筋肉皮毛等组织得到充分的营养，进行正常的生理活动，故有"脾胃为后天之本，气血生化之源"之说。

另一方面，脾胃具有升降气机的功能，能升肝肾之阴精、脾胃之清阳，上济心肺；能降肺胃之糟粕浊气，下归六腑以排出体外。脾胃通过其升降作用保证五脏生理功能得以正常发挥，使机体处于"阴平阳秘"的状态。

因脾为五脏生理功能中心，心、肺、肝、肾四脏生理活动的基础，其病必波及其余四脏，脾胃之气病则四脏皆受气而病，正如《杂病源流犀烛·脾病源流》所言："盖脾统四脏，脾有病必波及之，四脏有病，亦必待养于脾。故脾胃气充，四脏皆赖煦育；脾气绝，四脏不能自生，凡治四脏者，安可不养脾哉。"脾病则各脏受累而病，脾气虚则五脏俱无气所充而虚，各种原因所致的脾脏病变均可导致脾气虚衰，并继而导致心气虚、肺气虚、肾气虚。因此，通过对脾的治养可以使其余四脏得安。

脾在五行属土，土与长夏相应。长夏是指夏末初秋那段时节。此时的天气特征是炎热而多湿。天气炎热，人们喝水就多，喝水多就冲淡了胃液，从而降低了胃液的消化能力。此期，万物丰茂，蔬菜、瓜果陆续上市，由此极大地促进了人体的消化功能，因此应该注重对脾脏的保养，防止因饮食而带来的消化道疾病。

调养脾胃可根据自身情况，选择饮食调节、药物调养和起居劳逸调摄。饮食调节是根据春季到夏季是阴寒渐散、阳气渐生、风邪渐增的过程，在春天阳气初发之季，对于一些由于阳气不足、脾不健运而导致胃口不开、腹部不舒者，可酌用胡椒、砂仁、党参、大枣、淮山药等以健脾助运。到了夏季天气炎热，雨水增多，地气夹湿上蒸，常见口淡不思饮食、身倦疲乏等"苦夏"症状，通过健脾益气则能达到开胃增食醒神的效果。另外，甘味入脾，多吃甘味食物有助脾胃运化功能。

湿热的天气极适合细菌的生长繁殖，食物易腐烂变质。因此，长夏之时一定要注意饮食卫生，不吃腐烂变质的食物。年迈体弱者消化功能较差，最好少吃一些油腻的食物，多吃清淡易于消化的食物。这是因为含脂肪多的食物会使胃液分泌减少，胃排空减慢。由于长夜多湿，湿邪之气会影响脾胃的消化功能，因此要注意防止湿邪伤脾，如居室应保持干燥、少接触生水等。

药物调养则要考虑脾胃功能的特点，在春季多用生发阳气之法调补脾胃；在夏季多用健脾益气祛湿之法。

思虑与脾胃功能有关，精神上还应注意清心寡欲，避免思虑过度，不妄劳作，以养元气。脾主肌肉，多活动筋骨，能促进气血运行，有利于脾胃消化功能旺盛，使肌肉丰满结实。

宋代中医名家李东垣认为脾胃与元气密切相关，元气是依靠后天脾胃之气来滋养。脾胃之气受损，元气也就不能充盛，百病由此而生，故有"内伤脾胃，百病由生"之说。五脏六腑的调养无论在任何季节都重要，但能够做到顺应季节适时养生，对于加强各个脏腑功能，充分发挥其作用尤为关键。

湿热的长夏时节，可以常饮一些健脾开胃的汤粥。

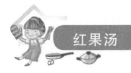

红果汤

先将山楂 15 克、金银花 5 克同入锅内，加水适量，煮20 分钟后滤去渣质，入赤小豆 200 克同煮至烂熟，放入少量冰糖调味食用。此方味道酸甜，是开胃、健脾、清热、养颜、美容之常饮佳品。

栗子鸡脚瘦肉汤

取栗子 100 克、鸡爪 300 克、瘦肉 500 克、姜少许煲 1.5
~2 小时（三人的分量），此汤有补肾强筋、健脾益气之
功效。

生鱼西洋菜汤

将生鱼 500～1000 克、瘦肉 250 克、西洋菜 500～1000
克入锅同煮。可清肺热、润肺燥、补益脾胃、健体力、利水
消肿、生肌。

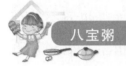

八宝粥

粳米 100 克，赤小豆 50 克，板栗 10 枚，核桃仁 5 枚，
莲子去心 10 克，百合 10 克，山药 50 克切块，白木耳 3 克，
黑木耳 3 克，加红枣 15 克同煮。常喝可补肾温脾胃，养肝助
消化，清心长寿，替代补药，有益健康。

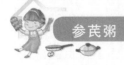

参芪粥

党参 30 克或人参 5 克，黄芪 30 克，生姜 3 片，大枣 10
枚，粳米 100 克，同煮。具有补气健脾的功效，适用于气虚
体弱、倦怠无力、食欲减退等症。

水是最好的养命药

三、水是最好的救命药——会饮水祛病不留根

《易经》指出："润万物者莫润乎水。"水秀则山清，山清水秀的地方流水潺潺，花香袅袅，鸟语啾啾，如同人间仙境。水的灵性浸润了它周围的万物，就连人也不例外。自古苏杭多美女，那些在雨巷里打着油纸伞款款而过的女子，水汽氤氲，软语轻柔，如同水所化生。可以说，水是生命的甘露，赋予生命以生机。

人在诞生的时候就离不开水，从一个小生命的胚胎期开始，胎儿就完全在母亲的羊水中发育成长，可以说，水就是人类诞生的摇篮，所以才会有把大海唤作母亲的比喻。

水是生命的支柱，人所共知。一般成人每天的饮水量是2000～2500毫升。人体含水量占体重的60%。水在人体内具有特殊的功能，没有水人体就不能维持正常的生理功能和进行正常的新陈代谢。水可以使水溶性的物质以溶解的状态存在；可以使电解质以离子的状态存在；由于水的流动性而有利于物质的运输；水还可以参加水解、化合等反应；通过水的蒸发而调节体温等。人体如果长期处于脱水状态，体温调节将无法进行；体内各种酶、激素等将难以起到应有的作用，器官、组织会因为缺水而衰竭。缺水又分为等渗性、低

渗性和高渗性三种。

　　缺水可致病患，那么及时补充水分，维持体内津液，就可以作为辅助医疗的手段来治病。

　　但是人不同，体质不同，补充水分的方式和种类也会有差别，喝水也有很多讲究。我们不仅要喝水，还要会喝水，如此，才是祛病长寿之道。

五脏虚、水肿患者怎样喝水

　　常有这样的事情，我们早晨起来照镜子，发现自己的眼睛好像肿了，脸好像也大了一圈，这是为什么呢？请你再回想一下，是不是昨晚临睡前喝了太多水？睡觉前喝水太多，水在身体里滞留，消耗不出去的水分就留在了我们体内，造成了第二天的"包子脸"。

　　水肿就是身体内储存的水分过多，而引起的水肿现象。

　　由于睡前饮水过量引起的水肿，是可以自行消退的。以后注意睡前1小时喝水，临睡觉少喝点润润喉，或者不喝，就不会出现水肿现象了。

　　还有一种水肿，是由于长期饮水不足引起的。这就有人要问了，饮水不足，身体应该缺水呀，怎么还会水肿呢？

　　其实，人体是一个非常完善的调节系统，它是世界上最精巧和完善的仪器。我们身体如果长期缺水，那么当它接触到水分的时候，就会想方设法地囤积起来。水分排不出去，那么口渴的感觉减少，就会持续身体缺水的状况，细胞就会继续阻止水分排出。到最后，就形成了缺水性水肿。这样的水肿病，就要"以水排水"。平时多喝水，足量补充身体所需，时间一久，细胞不用囤积水分也可以维持正常生理需求，水肿问题也就不存在了。

还有一种水肿病是肾功能衰退所引起的，是肾源性水肿。中医理论里，"肾为水下之源"。有健康的肾脏才会有正常的体液循环，当肾脏的功能衰退时，水分就不能及时正常地排出体外，形成水肿。这样的水肿病一定要控制饮水量，尽量控制在每天 800～1500 毫升。还有一个更科学的算法，肾病引起的水肿需要"量出为入"。即前一日尿量再加上 400～500 毫升，就是今天要饮用的量。因为肾出了毛病，就没有能力把太多的水排出去，喝水太多，对肾来说，反而是个负担。

慢性肾功能不全的患者，没有出现水肿症状的，在饮食治疗的同时，也要多饮水来排出体内的氮。但是如瞬间大量饮水，会使功能不全的肾不堪重负，所以一定要保持均衡饮水，少饮多次。

盐也是造成水肿的重要原因。摄取过量的盐会令水分滞留体内，也会出现水肿现象。所以要维持水分平衡，就必须将多余的水排出体外，水分在排出的同时会带走盐分，多吃加强水分循环的食物可以帮助维持水分平衡，有利于消肿。

引起水肿的原因还有很多，如心功能不好、内分泌紊乱、压力太大、营养不良、经常熬夜等，我们必须找到病因，才能对症治疗。也就是中医讲究的，同症不同治。不能一味地说，水肿就应该多喝水或少喝水。

喝好三杯活命水，血液不黏稠

一位患者曾因脑出血两次处于昏迷状态，均经医生全力抢救方免于一死。医生让他每天早晨起床后就饮水100毫升，然后再少量多次饮水。于是他坚持每天多喝一点水，结果身体转危为安。他说："经过一段时间的饮水治疗，我吃东西特别有味，食量也有所增加，面色也红润了，而且饮水以来从未生过病……"

血液在人体血管内流动，就像是河水，流速越快，沉淀越少；反之，流速越慢，沉淀越多。血液黏稠度增高势必导致血流速度减慢，血液中的血小板、胆固醇、纤维蛋白等物质便在血管壁上沉淀下来，久而久之，沉淀物越积越多，容易出现高血压、动脉硬化等病症，甚至会导致脑血栓的形成。当血管壁不能再承担血液的压力，就容易发生脑出血。

事实证明，多饮水可以防止血黏稠。有人说，水是速效稀释剂。

多饮水能否稀释血液？这个问题是肯定的。多饮水对健康者可预防高血压、高血脂，降低血液黏稠度，对心血管疾病患者而言则更为重要。

饮水也是有学问的。饮料、浓茶、盐水甚至人造纯净水、太空水等，对于人体来说都不是理想的液体。因为一些饮料虽然口感较好，也有一定营养，但是含有色素甚至防腐剂，这会对胃黏膜有一定的刺激，也会加重肾脏的负担，摄入过多还会转化成脂肪，引起肥胖甚至糖尿病；盐水可以使细胞脱水，而影响体液平衡；冰水会刺激胃黏膜……

其实白开水就是对人体最好的饮料。那么我们什么时候喝水能达到最好的效果呢？

1. 清晨起床

经过一夜酣睡，人的呼吸、排汗及夜尿带走了身上很多水分，又没有补给，这就是为什么我们早晨醒来常常会有些口渴。早晨的这个时候，人体的血液黏稠度是最高的。研究表明，上午 9～10 时是高血压病发作的高峰期。清晨补充水分，能降低血液黏稠度，可以有效地预防高血压病的发作。每天清晨起床后，空腹饮 300～500 毫升的白开水，这是我们的第一杯活命水。喝水要注意缓慢，不要大口大口喝，而要小口喝，饮水多少以不感到胃胀为宜。

2. 午睡之后

人们午睡后，容易口干，是由午饭后食物消化需要水造成的，所以需要补充水分。这时候正好是下午茶时间。可以泡一壶清茶，慢慢品茗。还可以吃上一块小点心，补充能

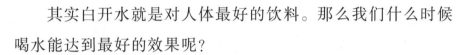

三、水是最好的救命药——会饮水祛病不留根

量。下午 3 时左右，中医认为这是膀胱经最活跃的时间，所以要多喝水。午睡醒来不能猛地起床，应当平卧片刻再缓缓起身。因为睡醒之后血液会有些黏稠，这时候猛起，会引起头晕，甚至加大老人中风的风险。而此时补水，缓解了血稠状况，又可以唤醒大脑回到工作状态，对身体大有益处。所以千万不要忽视了午睡醒来这杯水，这就是我们的第二杯活命水。

3. 晚上睡前

很多人晚餐过后不爱喝水。尤其是有些老年人，害怕晚上起夜影响睡眠，所以晚上不喝水。这样其实是不对的。睡前不喝水，整整一夜都要消耗身体内部的水分，人体细胞会处于缺水状态。这样会导致血浆浓缩，血液黏稠度增高，从而促进血栓形成。晚上就寝之前饮一杯水，可以降低血液的黏稠度，让体内代谢顺畅。老年人和患有心脑血管疾病的人容易在清晨发生致死性梗死，睡前一杯水就可以大大降低梗死发生的概率。所以说，晚上睡觉前这杯水是第三杯活命水。而且睡前饮水有催眠效果，可以美美地睡一觉，何乐而不为呢？

生理、病理学家们通过对血液黏稠度的形成以及变化规律进行研究，发现对一个人来说，他的血稠程度不是一成不变的，而是永远处于时高时低的动态变化之中。因为血稠程度受多种因素影响，诸如进食、饮水、运动、机体代谢状况和外界环境、不同季节、时间和气候等。由于人体自身有较强的调节能力，从而维持血液内环境的平衡和相对稳定，使多数人并不产生病态表现。

但应强调，中老年人群出现过多血稠现象应引起足够的重视，因为这时多伴有动脉硬化、高血压、糖尿病等，故当血液黏稠度增高、红细胞老化时极易发生集聚、血栓，致使心脑血管缺血缺氧，可出现如头昏脑涨、心悸气短、胸闷肋痛、颈背强硬、四肢麻木、发困嗜睡或失眠多梦等症状。此时就需要在医生指导下，除选择适合自己病情的药物治疗外，还要接受医生的保健生活指导，才能预防缺血性心脑血管疾病的发生发展。

防止血液黏稠，我们可以多吃具有稀释血液功能的食物。如黑木耳、洋葱、柿子椒、香菇、草莓、菠萝、柠檬、番茄、红葡萄、橘子、生姜、香芹、胡萝卜、魔芋、山楂、紫菜、海带、玉米、芝麻等。蔬菜与瓜果除含有大量水分外，还有丰富的维生素 C 及粗纤维。维生素 C 能降低血脂，粗纤维可以在肠道阻止胆固醇的吸收，有利于降低血液黏稠的程度。

血液黏稠的人还应当少吃动物内脏、动物脂肪及甜食。动物内脏如猪脑、猪肚、肥肠及动物脂肪含有大量胆固醇与饱和脂肪酸，会加重血液黏稠程度，促使动脉硬化。甜食糖分多，能升高血中的甘油三酯，也可提升血液的黏稠度。故三餐宜清淡一些，以素食为主，粗细粮搭配。

坚持体育锻炼也很重要，如散步、慢跑、打太极拳、爬山、游泳等，以促进血液循环，加快体内的脂质代谢。保持乐观的情绪也可以影响到血液流通。

另外，就是在医生指导下服用有改善血管壁功能、抑制血小板聚集和黏附、降低血液黏稠度的药物，以增加血液流速，防止血栓形成。

了解胆固醇，才懂得喝水降血脂比吃药更有效

胆固醇是血脂中最主要的成分，胆固醇过高会导致动脉硬化、高血压、冠心病、心肌梗死等。

胆固醇是一种天然的黏合剂，它可以黏着在细胞壁上，阻止水出入细胞。胆固醇可以对细胞水分平衡起到调节作用。身体脱水时，我们的身体内部会制造胆固醇来保护细胞，以免细胞里的水流失。

一些医务人员认为细胞壁上胆固醇的过多沉积是一种对细胞脱水的自我保护，这是因为在脱水的时候，细胞壁上由水形成的使细胞壁黏合在一起的黏合层会失效，而胆固醇此时就可以担当黏合剂的作用了。

胆固醇过高，会在人体动脉中形成硬化的斑块，随着硬化斑块的增多，动脉变窄甚至受阻，造成机体缺氧，会导致动脉粥样硬化、冠心病、高血压、糖尿病等。

久而久之，没有新鲜的水分补充，只能使血液越来越黏稠，有形成血栓的风险。古语有云："流水不腐，户枢不

蠹。"常开的门不易虫蛀，常流动的水才不容易腐败变质，人也一样，只有流通顺畅的血管才能保证身体的活力。

喝水是降血脂的天然良方，没有药物的副作用，是比药更好的药。

血液是人体内的"运输大队长"，它能将细胞代谢所产生的二氧化碳及其他废物，如尿酸、尿素、肌酸等，运送到肺、肾、皮肤等排泄器官，排出体外。充足的饮水，可以加快血液的代谢，将身体废物尽快排出体外，减少其对身体的毒害。充足的饮水，可以稀释血液，让血液保持良好的流动性。充足的饮水，可以满足细胞的水分需要，也就免除了身体用胆固醇来保护细胞中的水，这样也就降低了胆固醇的含量。

胆固醇含量降低了，细胞内外就可以自由交换营养和废物，生命代谢就可以正常进行。胆固醇的降低，还可以使水分自由进入，让血管把"运输"这个任务执行得更好。

多饮水能有效提高人体内的血液质量，让人体的组织和器官发挥良好功能，让人充满活力。

平时注意补水，特别是喝一些对健康有益的茶水，对降低血脂，改善血液在微小血管中的流动作用很明显。

喝水还能对一些疾病起到预防和治疗作用。在飞机上多喝水、适当活动可以防止肺栓塞。感冒了，多喝水可以加速新陈代谢，让身体尽快康复。

不过，对于肾衰和心衰的患者，要适当控制饮水量，尽可能保持体内水的平衡。

喝水可以搭配荷叶、决明子等降血糖的食物。另外，再介绍几味食疗汤，想要降血脂的朋友不妨试试看。

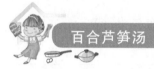

海带木耳肉汤

海带、黑木耳各 15 克，切丝，瘦猪肉 60 克，切成丝或薄片，用淀粉拌好，与海带丝、木耳丝同入锅，煮沸，加入味精和淀粉，搅匀即成。

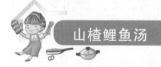

百合芦笋汤

取百合 50 克，罐头芦笋 250 克。先将百合发好洗净，锅中加入素汤，将发好的百合放入汤锅内，加热烧几分钟，加黄酒、精盐、味精调味，倒入盛有芦笋的碗中即成。

山楂鲤鱼汤

取约 500 克的鲤鱼一条，山楂片 25 克，面粉 150 克，鸡蛋一个。先将鲤鱼洗净切块，加入黄酒、精盐浸泡 15 分钟。将面粉加入清水和白糖适量，打入鸡蛋搅成糊，将鱼块入糊中浸透，取出后粘上干面粉，入爆过姜片的油中炸 3 分钟后捞起，再将山楂加入少量水，上火煮透，加入生面粉少量，勾汁，倒入炸好的鱼块煮 15 分钟，加入葱段、味精即成。

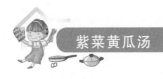

紫菜黄瓜汤

取紫菜适量，黄瓜 100 克。紫菜水发后放精盐、酱油、生姜末、黄瓜片，烧沸，最后加入味精和香油即可食用。

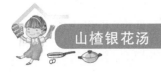

山楂银花汤

取山楂 30 克，金银花 6 克，白糖 20 克。先将山楂、金银花放在勺上，用文火炒热，加入白糖，改用小火炒成糖钱，用开水冲泡，日服一剂。

减脂茶

将普洱茶 6 克、菊花 6 克、罗汉果 6 克共制成粗末，分装成每袋 20 克，每日一次，沸水冲泡服用。该方具有消脂、降压、减肥的功效，能有效防治高血压、高血脂及肝阳上亢引起的头痛、头晕。

为身体减排，水是赶走抑郁的良药

海明威、张国荣、李恩珠……不一样的生活背景，却以一样的方式结束了人生。只因他们被相同的问题——抑郁症所纠缠、所困扰。

抑郁症——就真的如此可怕吗？

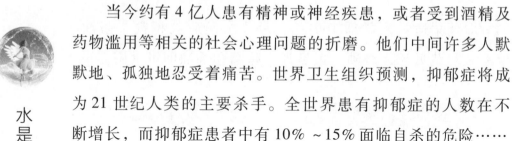

当今约有 4 亿人患有精神或神经疾患，或者受到酒精及药物滥用等相关的社会心理问题的折磨。他们中间许多人默默地、孤独地忍受着痛苦。世界卫生组织预测，抑郁症将成为 21 世纪人类的主要杀手。全世界患有抑郁症的人数在不断增长，而抑郁症患者中有 10%～15% 面临自杀的危险……

轻度的精神抑郁在医学上叫作"抑郁性神经症"，属于情感障碍疾病。发病者的年龄分布广泛，高发人群属三四十岁的中青年男性居多。他们多为脑力工作者，一般都承受着相当大的工作压力和社会压力。出现精神抑郁后，直接导致他们在工作上的力不从心，思维上时常出现短暂的空白，致使语言不流畅、反应迟缓等现象。

你有抑郁的症状吗？

不知从什么时候起，你的工作效率开始下降，老板要求在三天内写完的报告写了一周也理不清思路。与客户谈判每每在关键时刻你连续出现思维不连贯、词不达意的窘况。对所有的事情都感到极度无聊，对什么事情都提不起兴趣。早醒后的心情最糟糕，而到了夜深人静时又开始经受失眠的折磨。觉得这世界真没意思，活着就是煎熬，有时候想还是死了痛快……

抑郁症就这样一点一点剥夺了你的快乐，剥夺了你的健康，甚至生命。威力强大的抑郁症到底是怎样造成的呢？

现代医学认为，抑郁症主要与三个方面的因素有关。一是急性精神创伤，如灾祸、亲人突然亡故等；二是持久精神负担，如工作及事业的挫折、家庭不和、恋爱失败等引起的悲伤、气愤和沮丧；三是患者本身的心理素质、个性特点与发病有直接关系。心理素质差，性格有缺陷的人容易患此病。特别是那些从小在家中娇生惯养的独生子女，因为一直成长顺利，在遭遇打击时更容易出现精神抑郁的问题。这类患者平时多少言寡语，不善表达。稍有不如意又会变得脾气暴躁、情绪不稳，还会产生极度自卑的情绪。

中医学认为此种情况属肝郁气滞、脾胃不和，情志失调是此病发生的重要诱因，而脏气虚弱则是疾病发生的内在基础。

怎样预防抑郁症呢？

预防抑郁症，平时需注意平衡体内阴阳，调理气血，使阴平阳秘、气血调和，则使疾病失去发病基础；另一方面亦需注意培养个人应付突发事件的能力，调节情志，化解不良精神刺激。

消除抑郁有很多方法，药物、心理诸多手段都试过了却还不奏效，你该怎么办？想让自己尽快摆脱自卑、无欲的怪圈，那就得从饮食上下手。

每当我们生气或遭到恐吓时，就会分泌肾上腺素，所以肾上腺素通常被称为"痛苦荷尔蒙"。人们分泌肾上腺素，一般都是处在应激状态，如跟亲人吵架，受到上司训斥或由于孩子淘气引起的恼怒等。在这种心境下大脑思维混乱，手脚发抖，有时还想哭。

碰到这种情况该怎么办呢？肾上腺素代谢后一样也可以排出体外，方法之一就是多喝水。另外，还可以从事运动和体力劳动，像跑步、搬运家具等，让激素代谢后随同汗水一起排出。或者大哭一场，一部分代谢物也会随同泪水排出，最主要的是排解了情绪。

红茶具有暖胃益脾的作用，所以抑郁症患者适合喝一些红茶。咖啡中的成分可以刺激神经系统，引起兴奋，所以有抑郁症状的人白天可以适量喝咖啡，但是一定不能过量，一天最好不要超过一杯。

吃鱼可改善精神障碍。通过对不同国家进行的调查和比较研究，有关专家发现：在鱼类消费量最多的国家，抑郁症的发病率最低，杀人、自杀的发生率也低。而那些鱼类消费量少的国家，抑郁症的发病率相当高。美国的学者曾经对精神障碍患者进行研究，结果发现患者在加服鱼油胶囊后发生抑郁症的间隔时间比只服常规药物的患者明显延长。另外吃鱼对妇女的乳汁成分也能产生影响，进而降低抑郁症的发生率。这是因为鱼肉中所含的 $\Omega3$ 脂肪酸能产生相当于抗抑郁药的类似作用，使人的心理焦虑减轻。

含锌食物可以治疗精神抑郁。锌在人体内主要以金属酶的形式存在，其余以蛋白结合物形式分布于体内，缺锌会影响脑细胞的能量代谢及氧化还原过程。食物中含锌量最高的是牡蛎，动物肝肾、奶制品中也有分布。体内缺铜也会使神经细胞的内抑制过程失调，使内分泌系统处于兴奋状态而失眠。乌贼、虾、羊肉、蘑菇等均含铜丰富。

含硒的食物同样可以治疗精神抑郁问题。心理学家们发现人在吃过含有硒的食物后，普遍感觉精神好，思维更为协调。硒的丰富来源有干果、鸡肉、海鲜、谷类等。复合性的糖类，如全麦面包、苏打饼干也能改善情绪。

糖类可舒缓压力和改善情绪，当焦躁不安和精神沮丧时，适当进食一些甜品和果汁，能让心情放轻松，使紧绷的神经得到舒缓。对于轻度抑郁的患者治疗，事实证明巧克力有一定的功效。巧克力中含有的咖啡因等一些物质能刺激大脑产生更多的多巴胺，从而享受到更多的愉悦感，它能有效地缓解抑郁情绪。

一些富含维生素 C 的食物在一定程度上也能缓解和预防抑郁症。所以有抑郁症状的人多吃水果，抑郁症状就能有所减轻。

许多跟情绪安定有直接关系的蛋白质质、氨基酸是制造激素的原料，如香蕉、奶制品、火鸡肉等，是含色氨酸食品，你可以充分摄取。

但是，这些食疗只是针对轻度抑郁有疗效，当抑郁症症状达到一定程度，并且持续时间过长时，针对抑郁的主要治疗途径还是以药物和心理咨询治疗为主。

水是治疗抑郁的良药，平时多喝一些汤饮对防治抑郁症也大有益处。

三、水是最好的救命药——会饮水祛病不留根

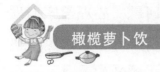

橄榄萝卜饮

取橄榄 300 克与萝卜 500 克加水 1000 克，中火烧开改文火煮 15 分钟即可随意饮用。

酸枣仁粥

先以粳米 100 克加水煮粥至将熟，加入酸枣仁末 15 克再煮片刻即可。早晚温服。酸枣仁生用、炒用均可，炒时间过长能破坏有效成分。可取酸枣仁微炒片刻研末，家庭可用擀面杖研磨。

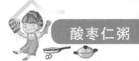

玫瑰花佛手茶

用料是玫瑰花蕾三钱，佛手三钱。先将佛手洗净，加水煮 30 分钟后，去渣，以佛手汁泡玫瑰花，代茶服。能疏肝解郁，理气宽中，对精神抑郁，焦虑烦躁，对胸脘闷不舒者很有帮助。

百合捞莲子

将发好的百合 100 克和发好的黄花菜数根用水洗净，莲子 50 克去皮、去心洗净，同放入大汤碗内，汤碗内放入适量清水，上笼蒸熟，放入冰糖再蒸片刻即成。主治躁狂抑郁症，情志抑郁，神态痴呆，不思饮食，多梦易惊。

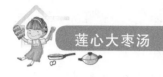
莲心 3 克研末与大枣 10 枚共同煎汤，每日 1 次，饭后服。主治躁狂抑郁症，情绪焦虑，烦躁不安，打人骂人，脾气暴躁。

原发性高血压与身体缺水有关

大约 6000 万美国人患有高血压。血压高于正常范围，可能有多种原因，其中最普遍的原因是身体逐渐形成的脱水机制。这种类型的高血压可以称为"原发性高血压"。患有这种高血压的人群中，相当大的一部分通过服用某些药物，来处理身体脱水的症状。他们没有意识到，这种症状与每天饮水量不足或者摄入不适合的液体有关，长期服用制药企业生产的某些药品，并不会给身体带来好处。

我们都知道，植物缺水会干枯，并且顺序一定是最外层的叶片先干枯，而一片叶子上总是叶尖部位先发黄。因为水分太少的时候，植物就必须舍弃外围的叶子来保证主干和根的水分。

人也和植物一样，当饮水量不能满足身体的需求时，一部分细胞会脱水，让水分进入血液循环系统。某些部位的毛细血管就会被迫关闭，这样就可以调整血液储量和流速。起初，外围的毛细血管开始闭合，最终，更大的血管将血管壁绷紧，以此保证血管内部充满血液。如果所有毛细血管都打开，身体就无法保持平衡。水量不足，要么从体外补充，要么从体内其他部位攫取。

全身的动脉系统为了适应血液量的损失，有选择地关闭了某些内腔。血液量损失的一个主要原因是身体水分的损失，或者自身对缺水的感觉不敏感造成的水供应量不足。

血管壁的绷紧使动脉血压明显增加，这被称为高血压。遗传因素、年龄因素对高血压的形成有较大的影响，高盐或高脂肪饮食、吸烟或运动缺乏等不良生活方式会加大高血压发生的可能性。

血液循环经常出现分流。我们吃饭时，大部分血液流向肠道，其他部位的一部分毛细血管会关闭。吃饭的时候，消化系统的毛细血管打开得比较多，运动系统的毛细血管打开得比较少。只有急需循环系统支持的毛细血管才会完全打开，以便让血液通过。饭后很多人都不太喜欢动弹，过一会儿才想动，就是刚吃完饭，血液都集中在肠胃，其他部位的血量减少的缘故。

当我们意识不到脱水的信号，丧失了口渴的感觉，饮水量少于日常需求，一部分血管会自行关闭，以便保证其他血管充盈。问题是，这种现象能持续多久？答案是：很长，直到身染重病，濒临死亡。除非我们能认识到这些问题与水的新陈代谢紊乱有关、与各种缺水信号有关，否则，慢性脱水症会继续危害我们宝贵的身体。

既然是由于缺水而引起，那么治疗原发性高血压，就应当采用增加日常饮水量的方法。但是切记不能一下喝太多，一下喝太多水，就会造成血容量短时间内大量增加，会对血管壁产生很大的冲击，血压也会随之升高。如同给旱了很久的植物浇水，如果一下浇太多，植物反要被淹死了。所以患者应当逐渐增加饮水量，不要贪快贪多。

高血压患者夏季要多饮水，养成喝茶的习惯，特别是金银花茶和菊花茶，既消暑，又有利于缓解病情。研究表明，上午 9～10 时是高血压病发作的高峰期。清晨补充水分，能降低血液黏稠度，可以有效地预防高血压病发作。每天清晨起床后，喝温开水 500 毫升，如果一口气喝不完，可以先从 200 毫升开始，逐渐增加摄入量，最终达到该指标。喝水要注意缓慢，以不感到胃胀为宜。

高血压患者每次喝水不能喝太多，尤其是纯净水。一次喝太多水，水分会快速进入血液，使血压升高，同时，血液中的水分还会快速进入体细胞。如果脑血管里过多的水分进入了脑，患者会出现头晕、恶心、呕吐等症状，即发生"水中毒"，纯净水中由于只有水分子，因此血液及细胞吸收的速度也更快，更容易出现上述不良反应。所以高血压患者喝水应采取少量多次的方法，最好在睡前半小时、半夜醒来及清晨起床后喝一些白开水。水的温度要适宜，不可过热或过凉。

有一些汤水具有很好的降压作用，血压偏高的人不妨试一试。

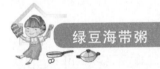

红枣海参淡菜粥

将大枣 20 克（干枣）洗净，去核并切成片；海参 50 克用清水发透，切成颗粒；淡菜 50 克（干菜）洗净切成小块；大米 100 克淘洗干净；将大米置于锅中，加入大枣、海参、淡菜及 800 毫升清水，置武火上烧沸，再改用文火煮 45 分钟即成。

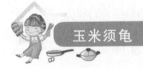

绿豆海带粥

新鲜的海带 100 克切碎，与绿豆 100 克、大米 50 克同煮成粥。可以长期当晚餐食用。

玉米须龟

将甲鱼 120 克放入盆中，倒入热水，使其排尽尿，洗净，剁去头、足，除去内脏备用。然后将龟肉与玉米须 600 克一起放入瓦锅内，加水适量，先用武火煮开，再用文火慢炖至熟透即可。吃龟肉，饮汤。

将矿泉水 500 毫升加热至 60～80℃；放入一片维生素 C，待其溶化；维生素 C 片溶化后，加入乌龙茶 5 克焖 15 分钟左右即可饮用。

血压偏低要多喝甘草、人参水

感到头昏眼花吗？试着喝两杯水，坐下来几分钟吧！

很多人都有这种体验，起立时会产生晕眩，甚至眼前发黑、视物模糊。这是低血压的症状。

英国伦敦皇家医学院的科学家研究发现，饮用水是一剂治疗低血压的“良药”。在试验过程中，研究人员要求那些动脉收缩压过低的患者饮用大约 480 毫升的水。结果发现，每位受试者的血压均有所升高。他们认为，对一些症状不是太严重的患者来说，或许可以试着通过喝水来代替药物治疗。

不过，这种起立时眩晕的状况可能发生在任何人身上，因为人的血压在起身时是有可能下降的，而造成眩晕的感受。

那么要怎样才能在起身时不让自己眼冒金星呢？你可以尝试一种便宜、低科技的解决方法，那就是喝水。

科学家做过一项实验，在参与者坐着时，给他们两杯蒸馏水喝；经过15分钟后，他们起身，结果发现，喝完水后，他们的血压比较高，而他们的晕眩症状则有所改善。

为什么喝水就能使血压升高呢？

血管内的血液就像自来水管里的水一样，水的压力取决于水容量和水管的粗细，水管越细，水对水管的压力越大，水容量越大，水对水管的压力也越大，反之亦然。血压也是如此，当血管扩张时，血压下降；血管收缩时，血压升高。低血压患者如适量多饮水，较多的水分进入血液后可增加血容量，加强管壁压力，升高血压。

医生建议低血压患者应当适当增加盐的摄入量，其目的之一也是增加其饮水量。摄入盐分多了，人会口渴，必然会不自觉地多饮水。并且盐当中有钠的成分，体内钠摄入量增加，可以使较多钠离子在体内潴留，锁住血管外的水分，从而使外周压力加大，血压升高。

喝水虽然有助于血压升高，但是并非适宜所有低血压患者。这种方法主要适用于血压偏低，但一般情况下没有症状或只在体位改变时出现头晕等轻微症状的患者。如果低血压患者收缩压低于90毫米汞柱，舒张压低于60毫米汞柱，并且伴有头昏眼花、神疲乏力、心悸气短、一贯性脑缺血、晕厥症状则应该针对病因治疗。另外，贫血、心脏病、糖尿病、中风等也容易并发低血压。因此，低血压患者应该找医

水是最好的养命药

生检查，排除其他疾病所致的继发性低血压以便做相应治疗。

其实低血压目前还缺乏一个统一的标准，一般来说，成人动脉血压等于或低于 90/60 毫米汞柱时认为是低血压。老年人血压低于 100/60 毫米汞柱即为低血压。低血压多见于营养不良和体质差的人，由于血压偏低，血流缓慢，脑部血管和心脏冠状动脉血流量减少，造成供血不足而引起缺血、缺氧。

低血压者在生活起居、体育锻炼和饮食等方面应当多多注意。平时动作宜缓慢，不要突然站起突然坐下，体位的迅速改变容易引起头晕等症状。最好能长期坚持早晚慢跑或散步 20~30 分钟。如果是因为自主神经功能失调而引起的低血压，可服用谷维素、安神补脑液等调整神经的药物；对直立性低血压或症状明显者，可适当应用交感神经兴奋药，如麻黄碱、异丙肾上腺素等；中药人参与五味子、生脉饮等对治疗低血压也有较好效果。饮食上要多食用富有高蛋白的食物，糖类、脂类可适当多吃，以增加总热量。

在中医上，甘草补脾益气，滋咳润肺，缓急解毒，调和百药。临床应用分"生用"与"蜜炙"之别。生用主治咽喉肿痛，痛疽疮疡，胃肠道溃疡以及解药毒、食物中毒等；蜜炙主治脾胃功能减退，大便溏薄，乏力发热以及咳嗽、心悸等。甘草有升压效果，所以血压偏低的人可以喝一些甘草茶。用甘草 10 克、茶叶 5 克、食盐 8 克，配水 1000 毫升，按此比例，先将水烧开，再将甘草、茶叶、食盐放入水中煮沸 10 分钟左右即可饮用，除了可以消除低血压症状外，还可以治疗风火牙痛、火眼、感冒咳嗽等症。用人参或者人参须泡水喝，也可以起到升压的作用。

水是最好的养命药

　　张大娘今年 70 多岁了。近半个月来，她每天早餐后头晕，眼前发黑，手脚无力，需要躺下休息半小时后才能缓解。这天早餐没有吃完，突然眼前发黑，头晕得很厉害，休息后也未缓解。由急救车送往医院，医生测量血压为 70/35 毫米汞柱。家人都感到意外，平时因血压高而服用降压药，今天降压药还没有吃，血压怎么就低了呢？其实这就是"餐后低血压"。进餐后两个小时以内血压下降水平超过 20 毫米汞柱，或餐前收缩压超过 100 毫米汞柱，而餐后收缩压小于 90 毫米汞柱。

　　餐后低血压也是老年人晕厥和跌倒的常见原因，甚至因此而致残或死亡。该病的防治措施有哪些呢？

　　一是要少量多餐。饮食多少是影响胃肠排空和内脏血流量的决定因素。饱餐一顿，可使外周血管阻力明显下降，造成血压骤然下降；而少餐则血压不会下降。建议老年人做到少量多餐，预防餐后低血压的发生。

　　二是要少吃主食。老年人应避免过食糖类，在饮食中增加高蛋白食品。如早餐可以吃 1 个鸡蛋，喝 1 杯牛奶，主食吃七分饱，到上午 10 时左右再吃点花生米、豆制品、饼干，尽量减少吃稀饭、甜食等食物。

　　三是限水限盐要适当。过分限水限盐可导致脱水，血容量下降，不仅易诱发餐后低血压，而且还易诱发血栓形成。

除出现水肿者外，老年人应多喝水，以保证循环血量：每天尿量应在 1 500 毫升左右，若不到1 000毫升视为饮水不足，要增加喝水。食盐每天可吃 6 克左右。

四是不宜吃烫食。经常吃高温烫食的人群，消化道癌肿的发生率比不吃高温烫食的人群明显增高。所以老年人吃饭应以温食（40～50℃）为好。

五是餐后宜平卧休息：体位突然改变可引起体位性低血压。

水与癌症息息相关

饮用水的水质和癌症的发病率有关，这已被医学研究所证实。除了水中的致癌物与癌有关，水的硬度与酸碱度也和癌症的发生有关系。美国医学专家分析了多个大城市的饮用水，发现如果饮用水有硬水属性、偏碱性，癌症的死亡率就会降低。

近年来调查发现，饮水污染区居民癌症死亡率增高，原因是饮水中的致癌物质含量增高。砷在自然界普遍存在，含量很低，对人体无危害作用，但如果长期饮用含砷量较高的水，可以引起癌症。细菌和病毒是饮用水中主要致病微生物性污染物，其中病毒与人类癌症有关。值得注意的是石棉微粒，它对人类的影响可能需要 20 ~ 40 年的时间才能看到，还有硝酸盐类污染物都是致癌物质。

影响人类身体的不仅是水质，饮水量的多少、饮水习惯的不同，也会有不同的效果。

中医学认为，水有"助阳气，通经络"的功效。患病时多饮水，有助于散退高热、消炎止痛，还可以帮助排毒。但是患有肾脏病、肾功能不全、严重心脏病的人不宜多饮水，会加重心脏和肾脏的负担，反而不利于疾病康复。所以患者应当根据自己的病情，适当饮水。

水不仅是帮助我们处理身体疾病的良药，甚至在对抗癌症方面，水也能够发挥一定的作用。

预防癌症专家研究认为，每日饮水 2.5 升可以减少致癌物与膀胱内壁接触的数量及时间，使膀胱癌的发病率降低一半。此外，每日清晨饮一杯开水可以清洁胃肠道，清除残留于消化道黏膜皱襞之间的食物残渣，促进胃肠蠕动，软化粪便，加速排泄，减少食物残渣中的有害物质及致癌物对胃肠道黏膜的刺激，既可通便，防治习惯性便秘，又可预防和减少消化道癌症。

对化疗患者来说，化疗带来的一些不适和副作用在所难免。如果在合理治疗和饮食调理的基础上，多喝些白开水或新鲜果汁、清汤，将有助于化疗药物的毒素排出，降低恶心、呕吐等副作用。

绿茶对癌症治疗也有积极作用。

澳大利亚和中国研究人员通过实验发现，每天坚持饮用绿茶的妇女，卵巢癌的发病率可比其他妇女降低60%。日本一研究中心报告，他们对8 552人进行一次喝茶前瞻性研究，经过10年的观察，发现每天喝10杯绿茶（每杯105毫升）的人，癌症的发病率比每天喝茶少于3杯的人明显下降。美国一项研究发现，茶可预防皮肤癌……类似的报道正日趋增多。

一项研究证实，茶叶对化学物质所致的食管癌、结肠癌、肝癌、口腔癌都有很好的预防作用。茶叶的抗癌作用主要归功于其所含的茶多酚、儿茶素、表没食子儿茶素酸酯（EGCC，茶素中的主要成分），它们的抗癌机制有：①抑制基因突变；②抑制癌细胞增殖；③诱导癌细胞的凋亡；④阻止癌细胞转移。

据研究，茶的主要成分儿茶素类物质具有抑制癌细胞的效果。绿茶是未发酵茶，是保存儿茶素最多的茶叶种类，所以多喝绿茶能增强防癌能力。

癌症患者最好在医生的准许下，多喝一些水或者适合自己的茶，达到延缓癌细胞活动的目的。

凉开水泡茶能降低血糖

饮茶养生是中国饮食养生的法宝之一，也是生活中许多人最喜欢的补水方式之一，是我国人民生活中的习惯和爱好。在我国，几千年来一直就有用茶叶治病的记载。《本草纲目拾遗》说："诸药为各病之药，茶为万病之药。"现代医学研究也证实：茶叶有加强毛细血管的韧性的作用；可降低血清胆固醇浓度和调整胆固醇与磷脂的比值，从而防治动脉硬化；可增强心室收缩，加快心率，使心脏功能得到改善。

绿茶已经成为茶界的明星，许多中老年人都爱喝它。绿茶性凉而微寒，味略苦，但它的营养成分较之其他茶品种都高。由于绿茶性味偏于寒凉，所以脾胃虚寒的人不宜过多饮用，很适合胃热者饮用。另外冬天饮绿茶容易造成胃寒，而夏季炎热之时，喝绿茶正好可以取其苦寒之性，消暑解热，生津止渴。

绿茶属于未发酵茶，所以此类茶叶内的天然物质，如茶多酚、咖啡因及大部分维生素都能得以保存，它还含丰富的维生素 C。医学研究还发现，在降低人体胆固醇含量方面，喝绿茶比服用昂贵的药品更有效。喝起来清而涩的绿茶，可以降低人体胆固醇含量，还能显著降低血糖。

62 岁的钟先生患有糖尿病，近 3 年来，他在积极配合医生治疗的同时，坚持喝凉开水泡绿茶，血糖一直很稳定，体重减轻了 20 多公斤，身体状况大为改善。据这位患者介绍，他偶然得知用凉开水泡绿茶可降血糖后，便尝试着做起来：先将凉开水准备好，取新鲜绿茶 10 克用凉开水浸泡，3 小时后服用，然后添加凉开水再浸泡，直到茶叶泡到无味为止。

绿茶的这种降血糖作用当然不是偶然的，无独有偶，还有一位姓刘的老师，他是一位有 30 年高血压史、20 多年冠

水是最好的养命药

心病史及高血脂病症的患者。到医院查血糖的时候，医生说他的血糖已经超过了正常标准，要想办法降血糖。后来他听说凉开水泡茶可以降血糖，就进行了实验。他开始每天用凉开水泡5克绿茶，每天饮3次，每次100毫升，饮过茶，再把泡过的茶叶吃了。这样断断续续地饮凉开水泡的茶3个月后，再次到医院复查，他的血糖已经降到正常标准。

"用凉开水泡茶可降血糖"有没有医学道理呢？有。据日本科学家分析，茶叶中既含有能促进胰岛素合成的物质，又含有能去除血液中过多糖分的多糖类物质。这种多糖类物质在粗茶叶中含量最高，绿茶其次，红茶最低。由于多糖类耐热性不强，如用沸水或温水泡茶，茶水中的多糖类物质会受到严重破坏；而用凉开水泡茶叶，这种多糖类物质才会被溶解并保留下来。

用凉开水泡茶叶防治糖尿病的方法，近年来在国外也十分盛行。日本药学研究人员，让1 000多位糖尿病患者连续半年饮用凉开水泡茶后进行调查，发现其中80%的人病情明显减轻。除了凉开水泡茶以外，还可以用矿泉水泡茶，其效果更好。

不过，凉开水泡茶需要浸泡时间长些，这样茶叶中的多糖类物质才能逐步溶解出来。具体饮泡方法：绿茶10克，用凉开水200毫升浸泡，5小时后可饮用，每次饮50～100毫升，一日3次即可。一般坚持饮40～60天，即可收到效果。

糖尿病患者常因为口渴要多喝水，继而出现多尿，因而有些患者认为应该控制喝水量，其实这种做法是错误的。喝水多是体内缺水的表现，是人体的一种保护性反应，糖尿病患者控制喝水不但不能治疗糖尿病，反而会使糖尿病病情更加严重，可引起酮症酸中毒或高渗性昏迷，是非常危险的。

糖尿病患者多喝水有利于体内代谢物的排泄，有预防糖尿病酮症酸中毒的作用，在酮症酸中毒时更应大量饮水。多喝水可改善糖尿病患者的血液循环，预防脑血栓的发生。只有糖尿病患者出现严重肾功能障碍，尿少、水肿时，才应适当控制饮水。

喝凉开水泡的茶对糖尿病患者降低血糖有一定的帮助，所以糖尿病患者和血糖偏高的人补水时不妨补充一些凉水泡的绿茶。

除了绿茶，还有一些自制饮品也有着良好的降血糖功效。如玉米须水、西瓜皮汤。

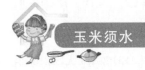

玉米须水

玉米须含有大量营养物质和药用物质，古书中记载，玉米须具有止血、利尿的功效。不过，一直以来人们对玉米须的认识，仅限于它的利尿消肿作用，殊不知它还是一味治疗糖尿病的良药。我国南方就常用玉米须加瘦猪肉煮汤治疗糖尿病，很多民间偏方中也有类似的内容，如玉米须泡水饮用，或将玉米须煮粥食用，都有降低血糖的疗效。不过，玉米须可不能替代降糖药，如果您在服用降糖药物的同时，饮用玉米须水进行辅助治疗，那可能会有不错的效果。

水是最好的养命药

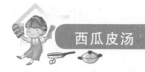

西瓜皮汤

西瓜皮又叫西瓜翠衣，性味甘凉，有降血压、降血糖、清除黄疸、活血止痛等功效。所以饮用本汤对于高血压、糖尿病、黄疸性肝炎、口舌生疮等患者来说，是极好的辅助疗法。西瓜皮还有利尿消肿、清热解暑的功效。对于慢性肾炎、心脏性水肿、妊娠水肿等患者来说，食用本汤既可有效地消除水肿症状，又无任何副作用，真是食疗之上品。

那么西瓜皮汤怎样做才好吃呢？首先将西瓜皮洗净，切成细丝。再净锅上火，放花生油适量，待油七成热时，将西瓜皮丝放入翻炒至颜色变深，加入酱油、盐、味精，并加水适量，滚沸5～7分钟，用湿淀粉少许加入汤中，起锅后滴香油数滴即成。

水的硬度与心脏病有关

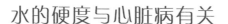

在肉眼看来清澈透亮的水中其实含有许多矿物质。天然的地表水和地下水，往往含有从地层中溶出来的无机盐，其中主要是钙和镁。含无机盐少的称软水，含无机盐多的称硬水。一般规定，每升水中含有相当于10毫克的氧化钙为1

度，即氧化钙的浓度为百万分之十（10 ppm），硬度低于 8 度的水为软水，高于 8 度的水为硬水。世界卫生组织制定的饮用水国际标准中规定，饮用水的硬度不能超过 28 度。我国饮用水的水质标准规定，水的硬度不得超过 25 度，如果大于 25 度，会引起机体中无机盐代谢的紊乱，从而影响健康。饮用水的最理想硬度为轻度硬水和中度硬水，这种水不但味道好，而且对身体健康最有益。

有些地方的井水、泉水有苦涩味，即是高度硬水。轻度和中度硬水甘洌可口，软水则显得淡而无味。在我国，从饮用水源来看，南方人多以地表水，如江、河、湖、塘水为主，属于软水；北方地区则以地下水为主，硬度高，属于硬水。一些南方人，从小就习惯饮软水，突然改饮硬水时，常有出现胃肠功能紊乱，如腹胀等现象，这就是我们常说的"水土不服"，需要适应一段时间，才可以恢复正常。

从医学角度上讲，软水和中度以下的硬水适合作饮用水。28 度以上的水对人体不利，不宜作为饮用水。

多年来，许多研究都揭示了饮水与心血管、癌症等疾病有关。

适度的硬水，因为具有钙、镁等无机盐，心血管疾病的发病率与病死率较低。但是，硬水也有对健康不利的一面，在水的硬度较高的地方生活的居民，肾结石的发病率较高，水的硬度越高，其发病率就越高；而生活在软水地区的居民，肾结石的发病率极低。在生活用水上，硬水比不上软水。水的硬度太高时喝起来不太可口，水中容易产生白色沉淀的锅垢，延长加热的时间，而且肥皂容易发生沉淀，需浪费较多的清洁剂。

因此我们希望水中能含有适量的矿物质，亦即饮用适度的硬水，一方面水的适饮性较佳，另一方面可帮助我们预防疾病的发生，维护健康。不过，在这污染日趋严重的工业社会中，水的问题不单要考虑硬度，还要考虑细菌、微生物、氯和有机物质等水中的污染物。市面上已有多种滤水器可帮助我们除掉污染物，但由于处理水质的方法不同，去除的能力也不同。寻找一个理想的净化水质方法，对改善生活品质，促进健康是相当重要的。

就目前而言，我们应当适量喝一些水质较硬的水，来保护我们脆弱、操劳的心脏和血管。

四、喝水也有警戒线，不良饮水习惯易致病

随着对水的研究不断深入，科学家发现除了水质问题外，绝大多数人不会科学饮水。

长期饮水不足导致身体出现了缺水状态。水是构成大分子的重要物质。蛋白质、DNA、胰岛素分子等没有充足的水分子去配对，很多器官和系统的功能就容易出现问题，这也是很多人长期处于亚健康和疾病状态的原因之一。

目前人们饮水有许多不良习惯，为了身体健康，我们不仅要多饮水，还要饮对水。改掉一些不良饮水习惯，才能保证人体健康。坚持科学的饮水方法，才能使得水的功效发挥到极致。

饮食这门功课，先学饮后学食

中国的饮食文化源远流长，博大精深，是一门相当深奥的学问。老祖宗造出"饮食"这个词来，"饮"在前而

"食"为后。明代李时珍在《本草纲目》中把水列为各篇之首，足见其对水的保健、疗效等作用的重视，难怪古人说"水乃百药之王"。故而饮食这门功课应当先学"饮"，再学"食"。

曾经被认为最简单的喝水，其实也是一门高深的学问。人人都要喝水，但真正会喝水的人却为数不多。不挑时间地喝、不计较内容地喝、不动脑筋地喝……都只能证明你只是喝水，却不一定是喝对了水。

1. 早晨起床先来杯温开水吧

人经过一夜的睡眠之后，体内大部分水分已经被排泄或吸收了。有人晨起会头痛，其实就是大脑在发出缺水的信号。想解除早晨缺水状况，这时候饮一杯温开水是十分必要的。早晨刚起床，人体处在一个不自知的高渗性脱水状态，血液浓缩，容易使血液流通不畅。尤其是高血压患者和患各种心脑血管疾病的老年人，更要注意血压升高或者血管堵塞的情况，因为早晨是这些疾病的多发时段。而晨起缓缓饮水，补充水分，可以稀释血液，保持血压平稳。这时候不宜喝淡盐水，因为盐不仅不能稀释血液补充水分，反而会加重等渗性缺水的状况，并且使血压升高。而据中医讲，晨起之时需要阳气催发一天的生机，故不可饮凉开水，而应该饮温开水。早晨空腹先喝一大杯温开水，可右侧卧 15 分钟，这将有助于调节肝胆功能及促进正常排便。

2. 餐前补水最养胃

吃饭前还要补水吗？那不是会冲淡胃液影响消化吗？西

餐有餐前开胃的步骤，其道理在于利用汤菜来调动食欲，润滑食道，为进餐做好准备。那么，饭前补水也就有着同样的意义，进固体食物前，先小饮半杯（约 100 毫升），可以是室温的果汁、酸奶，也可以是温热的冰糖菊花水或淡淡的茶水，或者是一小碗浓浓的开胃汤，都可以起到很好的养胃作用。

3. 饭后不宜喝太多的水

饭后不宜喝太多的水。因为食物进入胃中，胃要分泌胃液来消化食物，这时饮水太多只会把胃中的消化液冲淡，影响食物消化吸收。久之容易造成胃动力不足、消化不良等疾病。有人习惯餐后吃水果，觉得水果可以帮助消化，这样的观点是错误的。这些水果也需要胃来消化，在胃已经被食物填满的餐后进食水果，只会给胃造成负担。所以应在餐后半小时再进食水果及饮水。

4. 临睡前不宜喝水太多

我们都知道，晚上熟睡后身体内部依然在工作，人的水液代谢并没有停止，水液代谢需要水分，养成睡前不喝水习惯的人，就容易造成血液中水分不足，而引起脑梗死或心肌梗死的危险。但是临睡前不宜喝太多水，因为熟睡后，人体活动减少，当水分太多消耗不完的时候，停滞在全身组织中，易变成水肿及形成眼袋。所以睡前饮水的最佳时间是睡前一小时，水量通常是一杯，大约 300 毫升。睡前半小时内最好不要喝水，但如果口渴，少喝一些也无妨。

5. 多喝看不见的水

人每天都需要水，但是要记得并不是只有纯水才能补充水分。牛奶、果菜汁、汤等都是含有水的，所以它们也要计入每天的饮水量，防止饮水量过多给肾脏带来负担。

有的人看上去一天到晚都不喝水，那是因为由食物中摄取的水分已经足够应付所需。食物也含水，如米饭，其中含水量达到60%，而粥呢，就更是含水丰富了。翻开食物成分表不难看出，蔬菜、水果的含水量一般超过70%，即便一天只吃500克果蔬，也能获得300~400毫升水分。加之日常饮食讲究的就是干稀搭配，所以从三餐食物中获得1 500~2 000毫升的水分并不困难。只要三餐合理搭配，就不需要喝太多的水。每天多喝一些汤粥，滋补又营养，何乐而不为呢？

6. 多食利水食物

所谓利水食物是指能增加身体水分排泄的食物，如西瓜、咖啡、茶等含有利尿成分，能促进肾脏尿液的形成；还有粗粮、蔬菜、水果等含有膳食纤维，能在肠道结合水分，增加粪便的重量；辛辣刺激的成分能促进体表毛细血管的舒张，让人大汗淋漓、体表水分流失。人需要补水，增加身体细胞的活性，身体里水分多了，当然也需要这些利水食物把水分及时排出体外，减少毒素对人体的伤害，也减少身体的水肿病变。只有达到身体平衡，身体才会健康水嫩。

7. 水里的"杀机"

放置时间过长的水就不应该喝了，因为放置时间过长，水质就已经变得不好，这时候水里不仅没有了各种矿物质，而且还可能含有某些有害物质，如亚硝酸盐等。常饮用这种水，对未成年人来说，会使细胞新陈代谢明显减慢，影响身体健康，中老年人则会加速衰老。许多地方食管癌、胃癌发病率日益增高，据医学家们研究，可能与长期饮用这种水有关。有关资料表明，水中的有毒物质会随着水储存时间增加而增加。

另外，还需要注意的是，市场上的桶装水一般使用的是回收塑料桶，大多是重复使用的，而且多采用塑封，密封不严、材质不好都可能造成空气进入而污染水质。饮水机和桶的连接处容易滋生细菌，饮水机加热部分钢质材料的优劣程度以及所采取的不同焊接方法，都会影响水的含铅量，重金属污染的可能性很大。现在各种家用水处理机也纷纷登场，类似曾风靡一时的矿泉壶，这样的设备存在后续维护的问题，就如同饮水机，可能成为饮用水二次污染的源头。

8. 切忌饮用生水

许多人在运动过后会对着水龙头咕咚咕咚一阵畅饮，认为自来水已经经过了自来水厂的消毒，已经对人体没有危害了，还认为喝凉水解暑降温、生津止渴。其实自来水只是经过了一个初步的净化作用，自来水中的一些细菌还需要加热煮沸才能将其消灭。

自来水有时候会受到污染，如在输送过程中，常会因为自来水设备老化、管道锈蚀，或接水箱、蓄水池不清洁等，造成二次污染。喝了这样的水，可能会引起急性胃肠炎等。特别是水龙头，近年来研究发现，水龙头里的隔夜水往往窝藏着一种细菌——军团菌。据报道，美国费城曾经暴发过一次军团病，221 例患者中有 34 人相继死亡。所以早晨用水时，应当把水龙头打开，让存水流出一些后再接水使用。

无色无味的水喝多了也中毒

据报道，香港一名 16 岁少女为了美容，一日喝了 20 升蒸馏水，最后因饮水过多，中毒昏迷而入院。人们不禁要问，水喝多了也有这么大危险？

肾功能正常的人每天排出 1～2 升尿。如果饮水过量，肾脏来不及将多余的水排出体外，体内积存的水分便会稀释体液，出现低血钠现象。由于钠是维持人体细胞渗透压的重要电解质，血钠过低会影响机体的各种功能。

严重者会造成大脑肿胀、压迫颅骨，使颅内压升高，此时，会出现头痛、呕吐、视力模糊、嗜睡、呼吸与心率减慢，并可能发生昏迷、抽搐，更严重的甚至会导致死亡。

那么，一般人每天喝多少水最适合呢？专家称，每人饮水量应视个人情况而定，一般以 1.5～2 升为宜。从卫生角度来说，喝凉开水、茶水或矿泉水较好。但应注意，一次饮水过多或喝得过快会对身体不利，老年人尤其应该注意。一次饮水过多会加重心、肾负担，对患有心脏病、高血压、肾病和水肿的人伤害最大。

人们常认为水中毒只在意外溺水事件中出现，其实在日常生活中也时有发生，只是程度较轻，未引起重视而已。特别是夏季旅途中，人们往往玩得兴高采烈、汗流浃背，这不仅丢失了水分，同时也丢失了不少盐分。如果一次大量喝进白开水而不补充盐分，水分经胃肠吸收后，又经过出汗排出体外，随着出汗又失去一些盐分，结果血液中的盐分就减少，吸水能力随之降低，一些水分就会很快被吸收到组织细胞内，使细胞水肿，造成水中毒。这时人就会觉得头晕、眼花、口渴，严重的还会突然昏倒。所以在流汗很多的时候补充水分也要适当补充一些盐分才行。

食欲减退的人、节食者、运动员、过度饮酒和喝咖啡的人，以及服用大量药物和抽烟的人群中，最容易产生喝水成瘾的病。因此，喝水要适量而止。

需要指出的是，孕妇饮水也要适度。孕妇喝水过多会引起或加重水肿。一般孕妇每天喝 1～1.5 升水较为适宜，妊娠晚期以不超过 1 升为宜。

当机体功能出现问题时，不恰当地补水也会造成水中毒。而水中毒的结果就是低钠血症。

在急性肾功能不全少尿期，肾脏排水功能急剧降低，如果摄入水量不加以限制，则可引起水在体内潴留；严重心力衰竭或肝硬化时，由于有效循环血量和肾血流量减少，肾脏排水也明显减少，若增加水负荷亦易引起水中毒。

当心脏功能不足、甲状腺功能减退、慢性肾功能衰竭，服用某些药物时，不恰当地饮水就会引起水中毒。此时，应当在医生的指导下适当控制饮水。

轻度水中毒只要限制给水可自行恢复。严重者可用高渗盐水（3%～5%）静脉注射，以缓解细胞外液的低渗状态。如有脑水肿者还可加用甘露醇等脱水剂。

要避免水中毒，必须掌握好喝水的技巧。

第一，要及时补充盐分。缺水状态可适当地喝一些淡盐水，以补充人体大量排出的汗液带走的无机盐。在500毫升饮用水里加上1克盐，适时饮用。这样既可补充机体需要，同时也可防止电解质紊乱。注意盐的量不要过多，盐分过多又会引起口渴。

第二，喝水要少量多次。口渴时不能一次猛喝，应分多次喝，且每次饮用量少，以利于人体吸收。每次以100～150毫升为宜，间隔时间为半个小时。

第三，要避免喝"冰"水。夏季气温高，人的体温也较高，喝下大量冷饮容易引起消化系统疾病，最好不要喝5℃以下的饮品。而且饮用水的温度过冷，容易引起头部的瞬间疼痛。专家建议，喝10℃左右的淡盐水比较科学，这样既可降温解渴，又不伤及肠胃，还能及时补充人体需要的盐分。

第四，要按照自己的身体需要适量补充水分。不要照本宣科，别人说每天喝八杯水，自己就严格控制饮水量，每天喝八杯。而要看自己的身体状况，最近身体比较干燥，那就多喝一点。还要看天气，天气干燥炎热，出汗多，就多喝；

天气阴冷潮湿，出汗少，就少喝。还有如果运动量大就适当多补充一些水分，不运动就可以少喝一点。

危险的慢性脱水

很多人爱喝饮料，认为饮料和水一样，都可以为人体补充水分，更有些人常年抱着饮料喝，基本不喝白开水，认为白开水没味道、难喝、没营养。其实这样的想法是大错特错了。用饮料代替白开水来喝的人，都处于慢性脱水状态。也许您就是其中一个。

如果您下班时经常感觉头痛，那就证明您很可能正处于脱水的状态。因为大脑的80%都是由水组成的，轻度的脱水会导致头痛、疲倦、头晕和恶心。更严重些的脱水会导致体温上升，身体的协调和肌肉力量都会受影响，而且还会增加抽筋和中暑的可能性。判断身体是否脱水的最简便的方法就是看尿液的颜色：如果尿液的颜色比较浅就说明饮水量充足；如果颜色较深发黄，就是身体缺水的信号。

根据重量计算，人体内水分约占60%。正常人通过饮用水分补充体液，通过出汗、流泪、排尿丢失体液，以保持体液的平衡。当体液水平正常时，人体内血流速度稳定，并且有足够的多余水分形成眼泪、唾液、尿液和粪便。当体液不足，也就是"脱水"时，患者会出现哭时无泪、口腔干燥、砂纸样舌面，尿色深黄，而且一天总尿量也会减少。严重者，出现心跳加速、血压变化、休克甚至死亡。

走在沙漠里的人，如果长期没有水喝，就会渐渐脱水而死，就像植物会因为没有水而枯萎一样。

脱水是指人体大量丧失水分和钠离子，引起细胞外液严重减少的现象。按其严重程度的不同，可分为高渗性脱水、低渗性脱水和等渗性脱水。

导致低渗性脱水的原因甚多，主要原因一是细胞外液丢失后，只补充了水或盐补充不足，以致相对地体内缺钠甚于缺水。细胞外液丢失，如腹泻、呕吐、消化道瘘、肠梗阻时，胃肠道消化液持续性丧失，钠离子和水就会随消化液大量丧失，这时候只补水或者补充的盐分不够都是不行的；二是创面渗液，如烧伤、手术后广泛渗液丧失；三是长期使用利尿剂，抑制肾小管再吸收钠，使得肾脏排出水和钠过多。由于细胞外液的渗透压降低，抗利尿激素的分泌减少，故患者的尿量增加，也无口渴的现象，容易造成没有脱水的假象。这种情况可以采用向患者输入生理盐水的方法进行治疗。如果失盐过多或继续失盐，水从尿中继续排出体外，细胞外液渗透压下降，水由细胞外转移至细胞内，则血容量及组织间液均明显降低，出现低血容量性休克。这种因大量失钠而导致的休克，又称为低钠性休克。此时肾血流量及滤过率降低，尿量减少或无尿，应当及时补充水分和盐分。

四、喝水也有警戒线，不良饮水习惯易致病

高渗性脱水又称缺水性脱水，即失水多于失盐。这种情况大多是由于高温、大量出汗或发高热等导致大量失水，未能及时补充而造成的。由于细胞外液的渗透压升高，抗利尿激素的分泌增加，故患者有明显的口渴、尿少等症状。较轻的高渗性脱水患者，如能及早饮水，可以得到缓解。情况严重时，可采用向患者静脉滴注 5% 的葡萄糖溶液的方法进行治疗。

等渗性脱水又称混合性脱水，即失水和失盐的程度差不多。这一类脱水是临床上最常见的，例如，呕吐、腹泻引起的脱水多半属于这一类。这种情况可以采用向患者输入生理盐水和 5% 的葡萄糖溶液的方法进行治疗。

给脱水患者补液时，应特别注意根据以上三种不同的脱水情况、患者的脱水程度及有无酸中毒等，给予不同的液体。

脱水是个渐进的过程。医学上，根据体重的丢失量粗略估计脱水的程度，分为轻、中、重三度。

呕吐和腹泻引起的体液丢失是胃肠炎导致脱水的原因，同时也是引起脱水最常见的原因之一；导致脱水的另一常见原因是液体摄入过少，如口咽疼痛引起的吞咽困难，皮肤变得干燥粗糙。脱水是一个比较常见的症状，只要了解可能引起脱水的原因，就可以尽早采取适当的方法来预防。上面已提到引起脱水的主要原因是急性胃肠炎和水摄入量不足。如果患者出现高热、呕吐、腹泻及拒绝饮食的情况，就应想到很可能发展成脱水。及时、少量、多次地补充口服液体，就

水是最好的养命药

可以预防脱水的发生。

对轻度脱水来说，可采用口服补充液体的方式。最好的补液饮料是家庭自制米汤。米汤的制作方法：先煮沸一升的开水，然后倒入一碗米，再煮沸 5~10 分钟，直至水变为稀糊状。将煮好的米汤倒入容器内，加入一汤匙的糖和盐。待稀糊状液体变凉至室温时，米汤就制作好了。这样的米汤既补充了人体失去的水分、盐分、糖分，也起到了填充胃，不至于有强烈饥饿感的作用。当然也可以到药店购买口服补液盐，还可饮用超市出售的含电解质和糖分的饮料。补充液体的关键是均匀、慢速。否则，在细胞很渴的状态下，突然增加大量水分，细胞也会难以承受负荷。特别是婴儿患者，有时为了调整饮用液体的速度，可将液体浸到毛巾内，再让婴儿吸吮毛巾。大于 1 岁的幼儿还可采用吸吮冰棒的方式。

如果已经发展到了中度或者重度脱水，或是引起脱水的因素持续存在，就应及时到医院接受医生的指导，必要时接受静脉输液。静脉输液是将一定浓度的葡萄糖、氯化钠、氯化钾等按比例混合，根据脱水程度，调整补液速度和补充量。静脉输液纠正脱水仍然要遵循均匀慢速的原则。

四、喝水也有警戒线，不良饮水习惯易致病

关节痛是缺了水这个润滑油

如果你经常感到头痛、腰痛、背痛，却又找不出什么原因来，这很可能是由身体缺水引起的。美国最近一项研究表明，慢性脱水可能给健康带来一定的危害。

由于口渴常常落在实际水需要的后面，造成了生活中大多数人饮水不足。其中，婴儿、老人和紧张忙碌的上班族是受其影响的最主要人群。身体长期慢性缺水就会导致头痛、背痛、腰痛及全身性的轻微疼痛和不适。研究发现，当充分饮水，补充体内水分后，很多人的慢性疲劳综合征、背痛、头痛、偏头痛、类风湿性关节炎疼痛、颈痛、肌肉痛、关节痛等症状都减轻了。

俗话说，"药补不如食补，食补不如水补"。水分是经络最好的养分，许多病症都是经络缺水的警告信号。像口苦是胆经缺水的信号，烦躁、抑郁是肝经缺水的信号，口干、咽痛、肾结石是肾经缺水的信号，关节痛也是肾经缺水的信号。

关节表面缺水会造成严重的损伤，直到骨骼表面全部裸露，最终产生骨关节炎。虽然"局部再造"能够修复劳损痕迹，不幸的是，修复过程很可能使关节变形。为了避免变形，刚出现疼痛时千万不能轻视，应当注意日常饮水量。首先应当把这种疼痛视为局部缺水症。先增加饮水量，若干天后，疼痛若不能消失，关节反复轻轻弯曲还出现红肿，就该请专业医生检查了。

儿童期身体迅速成长，个子迅速拔高，很多孩子在这个时期会有不同程度的关节疼痛，家长都会说没关系，那是因为骨头在长，所以拔得疼，是正常的。其实儿童长高的过程消耗了大量水分，关节疼痛其实就是关节缺水的表现。如果不能及时充足补水，两个关节之间就会加速磨损，伤害儿童的骨骼，严重的甚至引起骨骼病变。

老年人得关节炎症的很多，关节常常疼痛难忍。这是因为老年人的骨质变得脆弱僵硬，根本问题也就是缺水导致的，也就是因为老年人骨骼里含有的水分变少了，骨头才会脆弱僵硬，缺少活力。就像机器一样，人的两个关节之间也需要足够的润滑油的润滑作用，才能减少磨损，达到最少的消耗。人体所有关节骨骼的末端都有一个保护层——软骨。软骨比骨骼软一些，含水量也多一些。软骨中的水可以提供润滑作用，使相邻的骨骼末端相互自由滑动，这样人的各个关节才能弯曲、活动。在骨骼相互滑动的过程中，就会磨损软骨，使得软骨的一些细胞死亡并脱落。如果有充足的水分来保证细胞的新陈代谢，新的软骨细胞生长就可以足够代替死亡的细胞。但是如果软骨中的含水量减少，润滑作用也就会减少，死亡的软骨细胞就会增多，新的细胞生长力不足。当软骨的水少到一定程度的时候，关节就要用疼痛感提醒主

四、喝水也有警戒线，不良饮水习惯易致病

人：身体缺水了。所以说，水就是人体最宝贵的润滑油。不明原因的关节疼痛很有可能就是因为人体缺水。

同膝关节、腕关节相同的，人的腰椎缺水也会导致腰痛。椎骨关节的软骨表面和椎骨之间椎间盘的中心位置含水量较多。当椎间盘内的水分不足时，这部分压力就转移到了椎间盘周围的组织上。身体长期压迫椎间盘组织，导致椎间盘变形、突出等病变。

充足的水分可以保证软骨细胞所需，也就可以减少人体骨骼的磨损，延缓衰老。可以说，水是最好的药。

越来越硬的血管和越来越稠的血

我们都知道，血液的流动需要水，当水少了，血液就变得黏稠。就好像我们做汤，同等分量的材料，放的水多了则汤清，水少则汤稠，水耗干了甚至还会损伤锅灶。同样的，当血液里的水分变得越来越少，血液流动速度就会越来越慢，到最后就有可能堵塞血管，危及生命。和血液流动需要水一样，血管壁的每个细胞都需要有水的存在。有水分充盈，才能保持细胞活性，也才能使整个血管壁富有弹性和柔韧性。

由于动脉硬化，血管壁变得硬而脆弱，血液也黏稠容易堵塞，就有可能引发很多疾病。腿部的血管硬化，就有可能导致腿痛、腿抽筋，甚至半身不遂。脑动脉硬化，就容易使头痛、头晕，甚至脑出血等病症发生。

那么为什么会产生动脉粥样硬化呢？肥胖、高血脂、高血压、糖尿病、吸烟及生活不规律等都是造成血管硬化、血液黏稠的原因。而动脉硬化也容易促进高血脂、高血压、糖尿病等病症的发展。

肥胖者较易发生动脉粥样硬化，尤其是极度肥胖和短期内迅速肥胖者，因为其体内堆积了过多的脂肪，不容易消耗，侵占了水流通过血管的通道，并且过多的脂肪也就要抢走过多的水分。水分少了，血液会更黏稠，流动更缓慢。肥胖者不喜欢运动，血液循环的速度会减慢，就加剧了血管的拥堵。肥胖者较易发生动脉粥样硬化，也可能与肥胖者常伴有糖尿病、高血脂、高血压等疾病有关。所以肥胖者需要在治疗肥胖的同时检查自己是不是伴有高血压、高血脂等症，保持同步治疗。美国亚利桑那州的肥胖专家研究后认为，摄入适量的水是减轻体重的关键。如果你想减轻体重，又不想喝足够的水。这样身体的脂肪就无法进行新陈代谢，其结果是体重反而会增加。脂肪不断堆积，就会加重代谢负担，使血液的通路更加堵塞。所以肥胖者应当多饮水，以使脂肪得到正常代谢，血液流通顺畅。饮水减肥的最佳时间为上午10时和下午3时。

大量摄取动物脂肪等富含饱和脂肪酸的食物，可通过高血脂引起动脉粥样硬化。有些人喜欢吃油腻的东西，并且暴饮暴食，久而久之，就容易形成高血脂。血液里脂肪大量堆积，水液代谢还如何能顺畅进行呢？所以高血脂人群需要采用饮食与药物疗法降低血脂。这样可使动脉粥样硬化病变进展延迟，并可能促使其逆转。高血脂患者应当多食素食、低胆固醇、高蛋白食物如洋葱、蘑菇、玉米、绿豆、海带、深海鱼类、山楂、苹果等。另外，充足的水分也可以降低血脂的浓度。

高血压增加对动脉壁的压力，使动脉内膜过度伸展，弹性纤维破裂，动脉内膜损伤，从而产生一系列变化。高血压还会使毛细血管破裂，引起动脉内膜下出血和局部血栓形成，加速动脉管腔狭窄，加剧血管拥堵的可能。血管内壁长期受压，弹性变小，血管也就越来越硬。高血压患者适于采用低脂肪、低胆固醇、低钠、高维生素、适量蛋白质和能量饮食。应控制盐分的摄入，适宜吃玉米、燕麦、绿豆、小米、海参、鱼、芹菜、苦瓜、菠菜、冬瓜等。高血压患者适量地饮水，可以缓解高血压症状，减轻血管负担。

糖尿病可直接引起大动脉和微小动脉的病变，使血脂升高，这些因素均可加速动脉粥样硬化病变的进展。而动脉硬化也使胰腺无法正常工作，胰岛素分泌减少，使得身体中的糖分不能及时被消化吸收，加重糖尿病。糖尿病患者每天的饮食中最好都包括谷薯类、豆类、蔬菜水果类、肉类、蛋奶类、油脂类等。不宜过食精粮，饮食不可过咸，忌辛辣。糖尿病患者易感觉口渴，应当多喝水，并以少量多次为宜。

吸烟是动脉粥样硬化的主要病因之一。烟草中含有的有害物质会通过肺到达血管，对血液和血管造成损伤。吸烟年龄越早、吸烟时间越长、每天吸烟支数越多，发生动脉粥样硬化的可能性越大；戒烟后，则有可能使病变进展减慢。所以吸烟者每天应当多饮水，有利于烟草中的毒素顺利排出体外。

不仅脏器需要保养，我们的血管和血液也需要保养，下面这些汤羹可以对动脉硬化的防治起到一定作用，不妨一试。

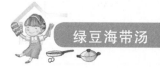
绿豆海带汤

把鲜海带 200 克洗净切成细丝，用开水烫一下，再捞出，控净水；将大米 30 克、绿豆 60 克、陈皮 6 克分别洗净；砂锅内倒入清水 1 升，加入大米、绿豆、海带、陈皮，用旺火烧开；改用慢火煮至绿豆开花，放红糖可食。不喜甜食者可用盐调味。

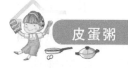
皮蛋粥

将大米 100 克淘洗干净加水煮成粥；皮蛋 50 克洗去外泥，去壳，切成小块，淋上所有准备好的调味料（酱油 5克、白酒 3 克、香油 5 克）腌渍一下；姜 2 克去皮切成细丝，放在冷水中迅速洗过；香菜 5 克择洗干净切成段；白粥倒入锅中烧热，放入皮蛋和生姜，盛出后撒上香菜就可以了。

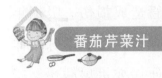

番茄芹菜汁

番茄 200 克洗净去皮，切成小丁；芹菜 50 克洗净去叶，切成小段。再将番茄、芹菜，放入榨菜汁器中榨汁，倒入杯中，加柠檬汁 20 克调味即可。

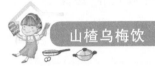

山楂乌梅饮

将山楂 30 克、乌梅 15 克和水 1.5 升煎 1 小时，浓缩至 1升，过滤去渣，将浓缩液装入阔口瓶中。分 4 次饮用。

喝水不是喝矿物质

目前，城市居民的饮水大致有自来水、矿泉水、矿物质水、纯净水（去离子水）。那么，矿物质水就是矿泉水吗？

矿物质水和矿泉水是有本质区别的，矿泉水是纯天然的，在地下深层循环了数千年，甚至万年以上，里面各种微量的、宏量的（常量）矿物成分多达几十种，矿物质与水分子都是完美地成为水合离子态的，而且非常平衡和稳定。只要达到了国家对于矿泉水的标准，喝这种水对人是非常有好处的。矿物质水则是去离子水人工添加钙离子、镁离子后混

水是最好的养命药

合成的人造矿泉水，大多数的厂家都是把自来水或其他的水进行层层的净化过滤，使其变成纯净水或蒸馏水，然后将一些矿物质添加到里面，就成了矿物质水。

矿物质水中矿物质的添加方式有三种。第一种是选择两种以上的食品级矿物质的化合物配成的液体，称为矿化液，瓶装水厂家购买这种浓缩液加到纯净水中，习惯称为矿化水。第二种是选择自然界矿物岩石，通过系列处理，溶解在酸性溶剂中，通常称为矿溶液，生产出来的瓶装水也称为矿化水。第三种是直接购买食品级的矿物添加剂，按比例混合好后，加入纯净水中，常常称为矿物质水。

目前矿物质水的添加种类比较混乱，没有统一的国家标准，主要由行业自行决定。如目前矿物质水最大生产厂家康师傅起先在水中添加的是氯化钠和硫酸镁，2008年后又改为氯化钾和硫酸镁。水中含有28种人体所需的矿物质和微量元素。国家当前规定：只需往纯净水中添加28种里的任意两种或者两种以上，便可以称为矿物质水。因此产生的组合可高达上千种，不利于国家相关部门监管。此外，没有长期科学认证的任意添加也存在一定的健康风险。

一些微量元素有害与有益之间的浓度界限指标是十分难把握的。据了解，水中硒含量为0.01～0.05毫克/升可防癌抗癌，增强人体免疫功能，但如果食入高硒（含硒15mg）食物会引起急性或慢性硒中毒。

往纯净水中添加人工矿化液，制成含有钾离子、镁离子、氯离子、硫酸根离子的人工矿物质水，片面迎合了人体对少数几种矿物质的要求，没有考虑到矿物元素的均衡，不仅不能提高水的硬度，所产生的大量氯离子和硫酸根离子反而会使水的酸度增加 pH 值甚至可能低于 6.0。而且，人工添加的矿物质，配比和成分远没有天然水自然、稳定。最后的结果是既不能保证人体所需矿物质元素的正常补充，又因为 pH 值过低而影响人体酸碱的自然平衡，不仅不能给人带来健康，还会引起一些营养和健康方面的问题。

长期饮用矿物质水损害健康。在某些地区，由于水质差和贫困等原因，人们长期饮用高氟水、高盐水、高碱水、高钙水，引发了各种各样的地区疾病。

某村是个仅有 600 多人的自然村，按照饮用水卫生标准，每升水中氟化物含量不得超过 1 毫克，但当地卫生部门检测显示，该村的水氟化物含量已经达到 6.5 毫克/升，村民们祖祖辈辈喝的都是高氟水。在村里从西到东走上一趟，氟斑牙患者、O 形腿、弯腰驼背、挂着拐杖走路的老人随处可见。由于饮用高氟水容易造成腹泻，村里几乎家家户户都有诺氟沙星。据卫生部门调查显示，长期饮用高氟水的村民人生历程大致是：10 岁左右牙齿着色，30 岁左右牙齿变黑，50 岁左右弯腰驼背，60 岁大部分死去，能撑到 70 多岁者甚少。

根据《生活饮用水卫生标准》，饮用水中溶解性总固体不宜超过 1.0 克/升，超过 1.5 克/升，就有苦涩或咸的感觉。超过 2.5 克/升的苦咸水，很难直接饮用，会给群众生活带来诸多不便，长期饮用苦咸水可诱发和加重心脑血管等疾病。受水文地质条件影响，我国的苦咸水分布较广，农村饮用苦咸水人口主要分布在长江以北的华北、西北、华东等地区，目前全国农村饮用苦咸水的人口有 3 800 多万。苦咸水造成饮水安全问题相对要轻一些，长期饮用苦咸水会导致胃肠功能紊乱、免疫力低下，诱发和加重心脑血管疾病。用硬水泡茶，会使茶水变味；流行病学调查显示，硬水对泌尿系统结石的形成有促进作用。用苦咸水灌溉可致土壤次生盐碱化。

广西有独特的喀斯特地貌，喀斯特地貌形成于石灰岩地区，占广西总面积的41%。石灰岩的主要成分是碳酸钙，在有水和二氧化碳时发生化学反应生成碳酸氢钙，导致水硬度高于其他地方，俗称"高钙水"。"高钙水"无疑是广西结石病高发的元凶之一。经临床观察发现，含钙结石是泌尿系统结石中最常见的结石类型，约占全部泌尿系统结石的70%～80%。无独有偶，这一发现也在世界其他地区得到证实，如美国东南地区的肾结石发病率就比其他地区的高；再如日本，属于喀斯特地貌，均是直接导致当地结石病高发的根源之一。

所以说，并不是矿物质含量越多的水越好，当然长期饮用将矿物质和杂质一起过滤掉了的纯净水也不利于人体发展。我们应当根据自己身体的需要，选择适合自己的饮用水。

喝水"含一含再咽"最科学

喝水很简单，但绝对不是嘴巴张开水倒进去就可以了。很多人喜欢一口气喝下很多水，美其名曰"牛饮"，看似很豪爽，但是其实这样喝水，对身体只有害而无利。

喝水最重要的步骤是："含一含再咽"。"含一含再咽"喝水最科学。

在日常生活中，人们认为喝水很简单，但是，事实上喝水也有很多讲究。人体细胞内的各种酶促反应都以水为介质，为了健康，必须小心呵护水的平衡，使其进出有序。少量、多次、慢饮是三条基本规则。

基本上，喝水"含一含再咽"有以下几大好处：

（1）咕咚咕咚地大口喝水，容易将过多的空气带入胃肠道中，必然会造成胃肠的不适，所以要先将水"含一含再咽"，主要为了避免吞入过多的空气而导致胀气。

（2）含一含再咽，可避免因快速喝水而导致胃因一时间快速膨胀，而刺激胃细胞分泌过多胃酸和消化酶，而使得胃长期处于高酸度及高消化酶的环境中，进而使得胃黏膜受到伤害。

（3）含一含再咽，可以使得入口的水温变得与人的体温接近，而不会因过冷或过热刺激胃肠道。

（4）通常，我们感到口干才会喝水，所以"含一含再咽"可以让口腔能有更多的时间"享受"一下水的滋味，并进一步使得口腔黏膜有更多时间来接受水分的滋润，这也是喝水用以解除口干的最好方法。

（5）含一含再咽，可以避免一次性快速大量喝水而导致血液迅速稀释，血容量瞬间增大，从而避免了加大心脏负担。运动过后，尤其要注意不能大口喝水。因为运动过后，心脏正处于过劳状态，需要休息，此时不能再给心脏增加任何负担了。

（6）天热大量出汗时，暴饮会反射性地增加出汗量，进一步增加钠、钾等电解质的损失，因而人们往往会产生越喝越渴的感觉。而含一含再咽，则能够减少出汗量，并且由于水停留在口腔里的时间较长，能更有效缓解口渴感觉。

换言之，正确的喝水方法也是很好的养生保健之道。

晚喝盐水如砒霜

民间谚语说得好，"早喝盐汤如参汤，晚喝盐汤如砒霜"。如果人们主动补钠，在大量出汗前或天热时清晨一起床就喝些淡盐水，保证出汗后体内钠含量仍基本符合要求，可以维护细胞正常代谢，稳定细胞内外渗透压，调节体内酸碱平衡，保持比较旺盛的精力，不至于出现身体疲惫、眩晕等症状。

除此之外，早晨饮杯淡盐水可以迅速被机体吸收，起到稀释血液、增加血流量、预防脑血栓和动脉硬化的功效。晨饮淡盐水也是预防习惯性便秘及养生保健的好方法。但是高血压及心脏病等患者要注意，早晨尽量不要喝淡盐水，因为盐容易使血压升高，可能会诱发疾病发作。

如果人体出汗较多，可使体内部分钠离子、钾离子丢失，产生低钠血症或低钾血症。这就需要补充钠和钾，通常方法是多饮用淡盐水和含钾较高的食品及饮料。但是，许多人都是出汗之后，甚至待身体出现疲乏无力、口干、眩晕、肌肉疼痛、手足麻木等缺钠的症状时，才喝些淡盐水。这种被动补钠，体内新陈代谢减慢，肾脏负担加重，往往起不到应有的作用。所以人要常喝一点淡盐水，尤其是炎热多汗的夏季。

但是也要注意，虽然说盐水"能去除烦热明目镇心，清胃中食饮热结"，但由于大多数人夜间睡眠时，不再饮水，如果晚上吃进食盐过多，不能很快排出体外，在体内会积累过多，增加心脏负担。如果高血压患者睡觉前饮用淡盐水，则可使症状加重，若为心脏病患者则有可能诱发心力衰竭。故晚餐和晚上不宜多吃盐。

水是最好的养命药

如果晚上吃咸了，或者喝淡盐水，还会容易口渴，口渴就会多饮水。晚上饮水太多容易起夜，影响休息，更有甚者，第二天早起可能会发生水肿。

那么晚上适宜喝什么水呢？

晚上适宜喝蜂蜜水。蜂蜜有补中、润燥、止痛、解毒的作用，常用来治疗脾胃虚弱、消化不良、肺燥干咳、肠燥便秘等疾病。现代医学研究证明，蜂蜜中所含的葡萄糖、维生素及磷、钙等物质，能够调节神经系统功能紊乱，从而起到增加食欲、促进睡眠的作用。

因此，每天睡觉之前取蜂蜜 10～20 毫升，用温开水调服，不仅可以健脾和胃、益气补血，还有镇静、安神、除烦的作用。

医学上还发现，蜂蜜中含有抗菌成分，同时又缺乏提供细菌生长的水分，所以可以缓解口腔溃疡，并加速伤口愈合。

蜂蜜水还具有造血、杀菌、养颜美容等多种功能。尤其是晚上饮用蜂蜜水产生的美容养颜的作用较为明显。

所以说，人们要想强身健体，身强体壮，晚上千万不要喝盐水，而应当喝蜂蜜水。

不要等到渴了再喝水

人每次呼吸都会消耗一定量的水，每天消耗将近2杯水；每24小时肾脏和肠要消耗6杯水；同时还有2杯水通过体表毛孔挥出排出体外。这样，每天的排水量至少10杯。天热、运动、大强度工作时的耗水量将达到通常耗水量（10杯）的3倍。

水还是最好的排毒剂，体内毒素经过水液冲洗涤荡，顺利地从大小便、呼吸、毛孔排出体外，只有水量充足，才能保证毒素排泄。假如您等到感觉渴了才喝水，那么说明细胞已受到威胁，组织液水量不足以营养交换，更不用说毒素滞留了。

喝水也是一种习惯，不能等到渴了才想起喝水，水是人体重要的组成部分，人体重量的60%是水，血液、组织液、脏腑、肌肉等细胞内都需要大量的水分，没有水就没有生机，更没有生命，水是各种养分的溶剂。

渴了才喝水，容易肥胖。一则细胞饥渴时，它会拼命锁住水分，减少排尿，长此以往，造成水钠潴留，体重增加。二则水液缺少，组织细胞处于脱水状态，用于燃烧脂肪的细胞内部的化学反应就会减缓，代谢失调，脂肪、糖类不易代谢掉，从而更多地储存下来引发肥胖。三则因缺水导致食欲机制紊乱，使人在并不饥饿的状态下有饥饿感，造成过量进食，能量蓄积变成脂肪。

渴了才喝水对健康构成严重威胁，何况很多人渴的感受器已经不敏感，渴、饿不分，他们往往以为饿了，实际上是渴的信号。减肥的朋友试试看，当你感到饥饿时，只要小口徐饮一两瓶矿泉水，胃自然就有撑的感觉，当然这叫"水饱"，假如主餐前先缓慢喝汤，也会减少饭量，饱食中枢传递给你饱的信号，不易造成饮食过量。

为了健康，为了美丽，为了苗条，每天需要约 2 000 ～ 3 000毫升水，其中也包括食物中的水分，尽管很少有人能够做到，但请记住人的需水量并不是由口渴程度决定的。

尤其是运动时，大量出汗，此时科学喝水就具有更大的意义。

不渴不喝、饮用纯水是运动时的两类错误补水方式。据介绍，体育锻炼时大量出汗，这时补充纯水，水分进入体内不但吸收不了，还会促使排汗加剧，造成电解质的进一步丢失，会加剧水、电解质失衡，因此，在运动时最好补充运动饮料，因为运动饮料含有糖、维生素、电解质等，可以有效补充机体能量。补水最好少量多次，每15～20分钟补充150～500毫升，不要等到渴了再喝，当感觉到口渴的时候，已经是处于脱水状态了。此时再补水，就已经晚了。

四、喝水也有警戒线，不良饮水习惯易致病

针对目前很多白领喜欢在下班后到健身房运动的情况，经过一天的工作，到下班时能量已经不足，容易出现低血糖，可先吃点富含糖类的糕点、面食，以避免运动时出现体力不支。因为糖类被人体吸收后以糖原形式储存在体内，在运动过程中体力的消耗主要由储备在肌肉和肝脏中的糖原来提供。运动后也不可以大吃大喝，最好先休息 40 分钟再喝水吃饭，同样应以富含糖类的食物为主，优质的糖类包括谷类、马铃薯等。

"喝水减肥"对人体有害

有个姓张的姑娘，对自己的"丰满"身材很不满意。听说多喝水既减肥又美容，一个星期来，她几乎每小时喝 500~600 毫升水。大约七天后，张小姐出现头痛、呕吐症状，经医生检查后发现，病根竟是"过量饮水"，患了"脱水低钠症"，俗称"水中毒"。

近年来，饮水疗法风靡一时。倡导者认为，多喝水能使皮肤更有光泽、更富有弹性，大量饮水能把体内代谢物及时清除干净，以防止患结石症。甚至有人认为大量喝水能帮助减肥。

然而医生指出，大量喝水后，人体易产生疲倦感，食欲大减，还使人感到昏昏沉沉的。这是因为饮水过多冲淡了血液，全身细胞气体交换就会受到影响。脑细胞一旦缺氧，人就会变得迟钝。

一些女孩子一心想减肥，就在节食的同时大量喝水，导致饮水量太大，引起不必要的问题。

人体如果摄入过多的水有可能会导致中毒和严重的生理问题。过多的水分会降低人体功能所需的矿物质含量，还会导致人体血液中的钠含量比例降低，肾的清洁功能超负荷，细胞中含水量过高以及大脑水肿等一系列问题。

长期喝水过量或短时间内大量喝水，身体必须借尿液和汗液将多余的水分排出，但随着水分的排出，人体内以钠为主的电解质会受到稀释，血液中的盐分会越来越少，吸水能力随之降低，一些水分就会被吸收到组织细胞内，使细胞水肿。开始会出现头昏眼花、虚弱无力、心跳加快等症状，严重时甚至会出现痉挛、意识障碍和昏迷，这就是典型的"水中毒"症状。因此有些女孩子想靠超大量喝水来减肥的方法是很危险的。

巴特曼博士说，为什么30％的美国人超重，是因为他们不知道什么时候缺水，也不知道"液体"和"水"的区别。其实美国人超重的主要原因是大量摄入含糖饮料和缺乏运动。

想减肥，最好的方法是先戒掉含糖饮料，每天喝 3 升水，吃饭前喝，再加运动就有明显的减肥效果。

清晨可以说是一天中补充水分的最佳时机，因为清晨饮水可以使肠胃马上苏醒过来，刺激肠蠕动、防止便秘，我们都知道，排除便秘就可以减少小腹肥胖的可能。更重要的是，经过长时间的睡眠后，血液浓度增高，这个时候补充水分，能迅速降低血液浓度，促进循环，让人神清气爽，恢复清醒。

睡前也可喝一杯水。人体在睡眠的时候会自然发汗，在不知不觉中流失了水分及盐分，而睡眠的 8 个小时内，身体都无法补充水分，这就是为什么早晨起床会觉得口干舌燥的原因了。

纯净水不宜长期饮用

有生理学专家指出，人造的纯水对人的细胞来说是个"异物"。

纯净水（或称超纯水、蒸馏水）主要是用反渗透法技术处理制成。

纯净水一般以城市自来水为水源，把有害物质过滤的同时，也去除了钾、钙、镁、铁、锶、锌等人体必需的矿物元素。

纯净水在失去矿物元素以后，它的水结构和功能也发生了相应的变化，水分子过分串联，变成线团化结构，不易通过细胞膜被人体吸收。

所以纯净水非但不适于老人、儿童，壮年人在运动出汗后，体内盐分丧失较多的情况下，也不能大量饮用纯净水。

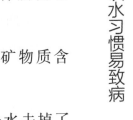

那么什么样的水适合长期饮用呢？适合长期饮用的水应该是没有污染、没有退化、符合人体生理需要的天然水。天然的好水应该来自优质的水源、呈弱碱性，富含人体所需的各种矿物质。

现代医学证明：人体有一个相对稳定的呈弱碱性的内环境。正常人血液 pH（酸碱度）值应在 7.35～7.45。水也一样，原始天然的好水大都呈弱碱性，含有钾、钙、钠、镁和偏硅酸等各种对人体有益的天然矿物质，能与人体所需相吻合。

矿物质水是通过人工添加矿物质来改变水的矿物质含量。那么矿物质水有利于健康吗？

水的酸碱度是由水中所含的离子决定的，纯净水去掉了所有矿物质阳离子，所以都偏酸性。而目前矿物质水的生产工艺是在纯净水中人工添加含氯化钾、硫酸镁的酸性矿化液，这些酸性的人工矿化液在水中分解，产生大量氯离子和硫酸根离子，反而使它的酸度更低。加上这种人工分解的钾离子和镁离子性质并不稳定，因而无法像水中的天然矿物质那样被人体细胞吸收。

一些厂家通过添加氢氧化物来释放镁离子、钾离子。这样的水虽然解决了纯净水缺少矿物质的弊端，但是在水的另外一个指标——酸碱度上却并不理想。

一些矿物质水的 pH 值比纯净水更低，长期饮用酸性饮用水不利于人体健康。

纯净水、矿物质水都不是好水，那么天然水是好水吗？

天然水对水源的要求苛刻，必须是符合国际标准的地表水、泉水、矿泉水，取水区域内必须环境清幽，无任何工业污染。

天然水的原水还要求有稳定的 pH 值（弱碱性）、水温以及对人体有利的一定量的矿物元素含量。此外，高科技的生产设备也是保证天然水在加工过程中免受二次污染的必要条件。

简而言之，含有一定的矿物元素、pH 值呈弱碱性大于7.0 是好水的首要标准，而这些指标都要在瓶装水的标签上有所标注。

专家建议消费者在选用天然瓶装饮用水的时候别忘了看看其瓶贴上是否具有"QS"质量安全标志。只有贴有质量安全标志的天然水，才是安全的好水。

水是最好的养命药

烧开水应沸 3 分钟

城市中的人喝的都是自来水，普通的地表水在送入自来水厂后，要经过氯化处理，以清除微生物等杂质。但同时，氯与水中残留的有机物相互作用，会形成卤代烃、氯仿等有毒的致癌化合物。所以喝生水对人体有很大的害处。

自来水要烧开了才能喝，但是水要烧沸 3 分钟才能饮用。

烧开水为什么要沸腾了还要再烧 3 分钟呢？

从物理学和生物学角度来说，通常水中的某些有害的微生物如病毒、细菌的芽孢经过 100℃ 的瞬间高温是无法被杀死的，所以需要烧开后，继续沸腾一段时间再用；另外沸腾时间长，可以使得水中的固体成分水垢（成分多为碳酸钙）更多地沉淀下来。

从化学角度来说，自来水中还有漂白剂为卤族，研究证明，卤代烃、氯仿含量与水温变化及沸腾持续时间长短密切相关。水温达到 90℃ 时，卤代烃含量由原来的每升 53 微克上升到 191 微克，氯仿由每升的 43.8 微克上升到 177 微克，均超过国家标准 2 倍。当水温升到 100℃，卤代烃和氯仿的含量分别下降到 110 微克和 99 微克，仍超过国家标准。如果继续沸腾，持续 3 分钟后，卤代烃和氯仿含量分别降至 9.2 微克和 8.3 微克，此时才成为安全的饮用水。

开水烧开后，关了火，要把烧开水的器皿打开盖子晾一晾，让开水里的有害物质随着水蒸气挥发，然后再装入器皿中。

水要彻底烧开了才好，但是长期蒸煮的水也不能喝，里面会有更多的有毒物质。

常饮"千滚水"，患病概率大。千滚水，就是在炉上沸腾了一夜或很长时间的水，还有在电热水壶中反复煮沸的水。这种水因煮过久，水中不挥发性物质，重金属成分和亚硝酸盐含量很高。经常喝这种水，会影响胃肠功能，出现暂时腹泻、腹胀等；有毒的亚硝酸盐，会造成机体缺氧，严重者会昏迷惊厥，甚至死亡。

重新煮开的水也不能喝。有人习惯把热水瓶中的剩余温开水，重新煮沸再喝，目的是省水、省煤气、省电、省时，但这种做法是不对的。水反复烧开，其中的亚硝酸盐含量会增加，常喝这种水，亚硝酸盐会在体内积聚，引起中毒。

其实大多数的人可能都有经验，当您在煮面或煮汤的过程中，等到快要煮好的时候，才发现汤太少了，或者是汤头太咸了，就会把热水倒入其中，借以达到加足水量或冲淡汤中的咸味。其次，当在冲泡牛奶或是泡面的时候，直接拿热水瓶中的温水再行煮沸，然后再行冲泡。这种做法，看似符合经济效益，既可以节省烧煮所费的时间，同时也可达到节省电和水的效用。不过根据实验证明，如果把水反复地一再烧煮，会使水中的硝酸盐转变成亚硝酸盐，而亚硝酸盐会使人体内的血红蛋白变成亚硝酸基血红蛋白，会让红细胞失去携带氧气的功能。

因此，如果经常饮用重复烧煮的水，可能会造成组织缺氧、呼吸急促、胸口沉闷、嘴唇及指甲呈现紫色，或是容易困倦等现象。如果再严重些，亚硝酸盐进入体内之后，经过胃酸作用，很可能再转换成致癌物质亚硝胺。

有鉴于此，饮用未煮开的水或者长期烧煮的水都是有害健康的，为了您的健康着想，您在烧开水时最好能在水开始沸腾之后让它再煮 3 分钟，此时的白开水才是最有利于人体健康的。

纯净水泡茶不太好

纯净水是以符合《生活饮用水卫生标准》的水为原料，采用多种工艺，把水中的重金属、三卤甲烷、有机物、放射性物质、微生物等有害、有毒、有异味物全部去掉，消除对人体健康的直接和潜在危害，然后以桶装的形式上市销售，供给人们饮用。

纯净水有不少优点：溶解度高，与人体细胞亲和力最强，有促进新陈代谢的功效；能消除人体消化系统中的油腻，消除血管上的血脂，降低胆固醇；服药时饮用纯净水有助药物充分溶解、吸收，从而提高疗效，又可使药的残余物及时排出；可滋润皮肤，有利美容，可延缓乙醇的吸收，有解酒作用。用纯净水泡茶，不会有茶垢；用纯净水煮汤、做饭，其味道是自来水无法相比的；用纯净水盥洗可促进新陈代谢，熨衣服、烧开水更不会有结垢的困扰。

但纯净水是经过分离过滤的饮用水，一方面滤掉了水中的有害物质，另一方面也滤掉了对人体有益的矿物质和微量元素。儿童和老人身体中钙的需要量30%来自于水，长期喝纯净水的话，这部分钙的来源就没有了；另外食物中的钙比水中的钙吸收要来得慢，低很多。长期饮用纯净水，不仅不能补充钙、锌等微量元素，体内已有的矿物质反而会被纯净水溶解排出体外。

懂茶道的人都不喜欢用纯净水泡茶，因为纯净水是死水，他们认为死水泡茶没有生命力，并不好。现代茶学说软水泡茶比较好，是因为用软水泡茶，茶叶中的元素析出更快。

纯净水里没有任何矿物质，就是比较典型的软水，无法和茶叶中的元素进行交换，所以不利于泡茶。

唐代茶圣陆羽在《茶经》里评说："山水上，江水中，

水是最好的养命药

井水下。"看适宜泡茶的水，一定要符合水的天然特性。纯净水的反渗透工艺，虽然将水中的矿物质阳离子全都除去了，但阴离子却都留下来了，导致这种水 pH 呈酸性，失去了水中天然的平衡。因此水结构和功能也发生了相应的变化，水分子过分串联，变成线团化结构，不易通过细胞膜被人体吸收。对人的细胞来说，这种水是个"异物"。

中国消费者协会早就提示过我们，纯净水不宜长期饮用，尤其是老人和儿童。中国茶道是水和茶叶并重的，纯净水不宜饮用，也不适宜泡茶。

但是陆羽的时代和我们现在已经有了很大的不同，现在应该说："其水用山水上，井水中，江河水下。"

因为现在的井都是深井，用水泵抽水，而且密封很好，基本做到了没有污染。而过去的井都是大口井，用水桶提水，无法控制水的污染。现在的江河水污染严重，大家是有目共睹的。很多人原来都是自己打井，用的是地下水，现在都喝水库的水了，很长时间不能适应。

不够深的地下水叫作地表潜水，一般深井都不会取用的。潜水一般就是当地地表渗入的，会含有大量污染物。

深井取用的水，其补给区距离钻水井地点都很远，如保定深井的地下水的补给区就在太行山脉，那里几乎是没有污染的。

所以说，纯净水不太适合泡茶，而没有污染的深井水更加适合。

玻璃杯饮水最安全

　　现代人越来越注重健康问题，以前喝水只是随便拿一个工具就行了，而现在人们在选购饮水工具的时候，会有很多选择，有喜欢好看的，有喜欢别致的，有喜欢手感好的，当然最重要的是要卫生、安全，用这个器皿盛水不会给人体造成伤害。这么多的饮水工具，哪一种是最安全的呢？

　　喝水杯首选应该是玻璃杯。别以为玻璃杯只是通透好看，在所有材质的杯子里，玻璃杯可是最健康的。

　　玻璃杯在烧制的过程中不含有机的化学物质，当人们用玻璃杯喝水或其他饮品的时候，不必担心化学物质会被喝进肚里去，而且玻璃表面光滑，容易清洗，细菌和污垢不容易在杯壁滋生，所以人们用玻璃杯喝水是最健康、最安全的。

　　另外，使用搪瓷杯子也比较安全，因为搪瓷杯是经过上千摄氏度的高温搪化后制成的，不含铅等有害物质，可以放心使用。

　　五颜六色的陶瓷杯甚是讨人喜欢，可实际上在那些鲜艳的颜料里却藏着巨大的隐患，尤其内壁涂有釉，当杯子盛入开水或者酸性、碱性偏高的饮料时，这些颜料中的铅等有毒重金属元素就可能溶解在液体中，人们饮进带化学物质的液体，就会对人体造成危害。但是合格的陶瓷杯也和玻璃杯一样，表面光滑、容易清洁，是比较卫生的饮水器具。

而塑料中常添加有增塑剂，其中含有一些有毒的化学物质，用塑料杯装热水或开水的时候，有毒的化学物质就很容易释放到水中，并且塑料的内部微观构造有很多的孔隙，其中隐藏着污物，清洗不净就会容易滋生细菌。所以，提醒大家在选购塑料杯时，一定要选择符合国家标准的食用级塑料所制的水杯。

玻璃杯安全的关键是平时还要注意清洁水杯。过几天就清洁一次，并且用开水烫一烫。这样才能保证饮水的健康。

市面上销售的玻璃器皿分普通玻璃器皿和水晶玻璃器皿两种，水晶玻璃器皿又分为无铅、含铅两种。

前者一般以钾和钡取代铅，对人体无害，价格较高；后者价格低廉，但氧化铅含量高。若长期使用含铅水晶杯盛放酒类、汽水、蜂蜜或果汁等酸性饮料或食物，会导致铅中毒。

早期的铅中毒常常不易被发现，长期使用含铅水晶玻璃器皿饮用酒类和酸性饮料会造成长期慢性铅中毒，而在出现中毒症状后，却常常因无明显的铅接触史而被误诊。

所以我们购买一些所谓水晶玻璃器皿一定要到正规的超市购买，购买前确认其是否是正规的生产厂家产品，仔细阅读详细资料。确认其有生产厂家和产品说明，外包装上有

"无铅"标识。

居家最好使用朴实的普通玻璃杯，因为玻璃器皿最安全。

吃药喝水有讲究

吃药时难免要喝水，用什么样的水、多少水来送服药物才科学呢？您是否了解，如果饮水不科学，还会影响药效。

除了饮水的量，水质的不同也会对药效产生不同的影响。对于绝大多数药物来说，白开水是最好的。

茶水可以解油腻、助消化、利尿、缓解便秘，还有助于预防冠心病、高脂血症等。但其内含有大量的鞣质，容易和药品中的蛋白质、生物碱、金属离子等发生相互作用。如含铁的补血药，鞣质和铁结合会产生沉淀，阻碍铁的吸收。含蛋白质的消化酶类制剂，也会与鞣质结合而降低药效。此外，茶叶中的咖啡因对镇静安神类药品有对抗作用，也会降低其药效。所以，不要用茶水送服药物。

矿泉水在我们的生活中越来越普遍了，但是其中存在一些矿物质和金属离子，如钙，对有些药物也会有影响。说明书上注明，四环素类抗生素、阿仑膦酸钠等药物严禁与钙制剂一起服用，所以尽量不要用矿泉水送服。

用白开水送服药物是个常识，但有些人喜欢用 50～60℃以上的热水服药。殊不知，部分药品遇热后会发生物理或化学反应，进而影响疗效。

以下六类药品最好不要碰热水：

（1）助消化类。如胃蛋白酶合剂、胰蛋白酶、多酶片、酵母片等，均含有助消化的酶类。酶是一种活性蛋白质，遇热后会凝固变性。《中华人民共和国药典》指出：胃蛋白酶遇热不稳定，70℃以上即失效。

（2）清热类中成药。中医认为，对燥热之证，如发烧、上火等，应采用清热之剂治疗，此时不宜用热水送服。用凉开水送服则可增加清热药的效力。

（3）含活性菌类。乳酶生含有乳酸活性杆菌，整肠生含有地衣芽孢杆菌，妈咪爱含有粪链球菌和枯草杆菌，合生元（儿童益生菌冲剂）含有嗜酸乳酸杆菌和双歧杆菌。此外，酵母片、丽珠肠乐等药物均含有用于防病治病的活性菌，遇热后活性菌会被破坏。

（4）活疫苗。如小儿麻痹症糖丸，含有脊髓灰质炎减毒活疫苗，服用时应当用凉开水送服，否则疫苗灭活，不能起到免疫机体、预防传染病的作用。

（5）止咳糖浆类。急支糖浆、复方甘草合剂、蜜炼川贝枇杷膏等，是将止咳消炎成分溶于糖浆或浸膏中配制而成的一类药物。患者服用后，糖浆或浸膏覆盖在发炎的咽部黏膜表面形成一层保护膜，便于快速控制咳嗽，缓解症状。如果用热水冲服，更易降低糖浆的黏稠度，影响保护膜的疗效。

服止咳糖浆5分钟内别喝水。一些人习惯在服用糖浆后立即大量饮水，认为这样可以快速祛除药物的特殊味道，并尽快将药液送入胃肠道。实际上，这样做不利于止咳糖浆药效的发挥。若服药后立即大量喝水，首先会降低咽部的药物浓度，其次会稀释胃液，影响胃肠道对药物的吸收。因此，有些医生会建议患者至少在喝糖浆后5分钟内不要喝水，以提高疗效。但如果黏稠的糖浆太刺激咽部，甚至引起不适，则另当别论。

（6）维生素类。如其中的维生素C不稳定，遇热后易被还原、破坏，而失去药效。

不仅一些药不适合用热水服用，还有一些药需要特殊的"药引"，最好问清楚医生服药的方式。

吃六味地黄丸，宜喝淡盐水。六味地黄丸是常用的中成药，由六味中药组成，有滋补肾阴的功效，常用于治疗肾阴不足、头晕耳鸣、腰膝酸软、盗汗遗精等病证。六味地黄丸多为蜜丸，通常人们会用温开水送服。其实，最好的方法是用温的淡盐水送服。

为了更好地提高治疗效果，或者处理一些复杂的病情，中成药常常配伍使用，一是两种以上的中成药配伍；二是中成药与汤药配伍；三是中成药与药引配伍，主要是利用药引引导药物直达病变处，以提高疗效。

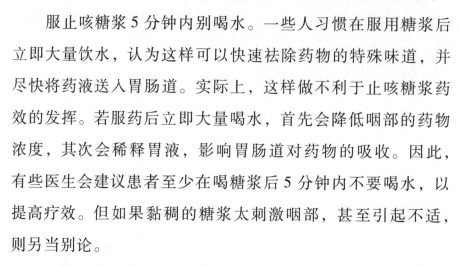

水是最好的养命药

六味地黄丸用淡盐水送服，就是中药与药引的配伍。食盐也是一味中药，其味咸性寒，有清火、凉血、解毒的作用。因其味咸，可引药入肾，所以可以作为药引，帮助六味地黄丸直达病变处，更好地发挥补肾的作用。此外，又可利用盐的寒性，给肾阴虚、有虚火的患者清火。

其他宜用淡盐水送服的中成药还有金锁固精丸、四神丸、黑锡丹、大补阴丸、左归丸、左磁丸、虎潜丸等，多为治疗肾虚的药物。

最近发现，橙汁对一些由肝脏代谢的药物有干扰，可以阻碍其代谢，从而增强毒性。如调节血脂的他汀类药物，治疗心脏病的塞利洛尔等。所以，不仅禁用果汁送服上述药物，在服药期间，也尽量不要饮用果汁。

还有一些药物需要用温酒送服以增加疗效。酒能舒经活络，驱寒。

如海马，其性温，味甘，能补肾壮阳，故凡肾阳不足之人，皆宜食之，包括肾阳虚所致的阳痿、不育、多尿、夜遗、虚喘等，食之颇宜。可用海马研细，每次 1～2 克，黄酒送服，每日 2～3 次。

虾子也需要温酒送服。虾子性温，味甘咸，入肾经，有补肾壮阳的作用。凡因肾气虚弱、肾阳不足所致的腰脚软弱无力，或阳痿，或男子不育症患者，宜多食虾。《食物中药与便方》中介绍：肾虚、阳痿、腰脚痿弱无力，用小茴香 30 克，炒研末，生虾肉 90～120 克，捣和为丸，黄酒送服，每服 3～6 克，每日 2 次。

温酒就是加热过的白酒，把白酒倒在酒壶里用热水烫一会儿就行了，白酒服药有增加药效的作用。

通常喝中药是不用茶水送服的，因为喝茶会"解药"。不过，也有极个别的可用茶水送服的。比如，有一个治偏、正头痛的名方，叫"川芎茶调散"，就是用清茶送服药末或煎汤与茶服的，目的是利用茶的苦寒之性，清上降下以利血行，从而达到熄风止痛的作用。但如无特别注释，喝中药时且勿与茶同服。

水是最好的养命药

吃药不宜用饮料送服，许多人将饮料当作营养品饮用几乎成为时尚，为图方便，有时也用饮料送服药品。殊不知，用饮料送服药品是不科学的，它不但影响药效，甚至会增加药物毒副作用。

啤酒、可乐中含有食用乙醇。乙醇是药酶诱导剂，能增强肝药酶活性，使安乃近、苯巴比妥、双香豆素、华法林药效降低；可增加三环类抗抑郁药（丙咪嗪、地昔帕明、阿米替林、多滤平）、单胺氧化酶抑制剂（呋喃唑酮、帕吉林、苯乙肼）和苯乙双胍的毒副作用。乙醇与水合氯醛生成具有毒性的醇合氯醛；乙醇可使服用苯乙双胍的糖尿病患者出现低血糖和不可逆的神经系统病变；还可增加中枢抑制药、成瘾性镇痛药、部分抗组胺药的镇静作用，加深中枢抑制，甚至致人死亡。可使服用血管扩张药、降压药患者加重体位性低血压；可使服用水杨酸类的患者增加消化道刺激性。

奶制品含有较多的蛋白质和钙离子。钙离子可与四环素族、异烟肼生成络合物或螯合物，不易被胃肠道吸收，减弱抗菌作用；钙离子与磷酸盐类、硫酸盐类制剂生成溶解度较小的磷酸钙、硫酸钙沉淀，疗效降低。

果汁、豆奶、汽水中往往添加蔗糖、蜂蜜等甜味剂。糖能减慢胃内容物的排泄速度，延缓药物的吸收，减弱氨基匹林、退热清、感冒清、苯巴比妥的疗效。降糖药、可的松类也不宜与含糖饮料同服，因其能增高肝糖原，升高血糖，出现糖尿。果汁、汽水中富含有机酸，pH 值较低，不宜送服碱性药物。由于能酸化尿液，可使磺胺类溶解度降低而致尿中析出结晶或血尿；可增加呋喃旦啶、利福平、阿司匹林、吲哚美辛在肾脏的重吸收而加重肾毒性；可与氨茶碱、复方氢氧化铝、碳酸氢钠中和反应，疗效降低或丧失；可使红霉素分解失效。

由此可见，用什么送服药品并非无关紧要。医院药房的药师、临床科护士、药店人员都有责任加强宣传，对一些缺乏医药知识、文化水平较低的取药者，多一句嘱咐：送服药要用白开水、纯净水或蒸馏水等。

五、人不同，喝水也不同

每个人的体质和个人情况不同，喝水的方式和多少也会不同，并且喝水的多少也会根据季节、气温、活动量等而有所改变。尤其是一些特殊人群，需要注意喝水的方式、方法。科学饮水，才能保健康；否则，只是一味地多补水，不但可能会没有效果，甚至可能危及生命。如水肿、心功能衰竭、肾衰竭的患者就不宜喝水过多，因为喝水太多会加重心脏和肾脏的负担，容易导致病情加剧。而对于另外一些人却需要多喝水，如中暑、膀胱炎、尿道炎、便秘等疾病的患者，多喝水可以对缓解病情起到一定的效果。此外，人在感冒、发热时也应该多喝水，因为体温上升会使水分丢失，多喝水能促进身体散热、降温，帮助患者恢复健康。而怀孕期的妇女和运动量比较大的人水分消耗得较多，也应该多喝水。

我们所说的水，也不仅仅指的是白开水，还包括各种茶、汤之类。有些茶汤有温补益气作用，有些茶汤有清热泻火作用，又有些茶汤有静心安神作用，但这些茶汤并不适合所有人。我们应当了解需要如何调养自己的身体，再去选择适合自己的茶饮、汤饮进行调养。

人在静坐或者运动时，消耗的能量是不同的，所以需要的水分也是不同的，我们就需要依照身体所需，及时补充水分。补充过多，则容易形成水肿等病症；补充过少，又会引发缺水，形成脱水症状。

因此说，每个人要根据自身的情况去喝水，是有一定道理的。

老年人怎样科学饮水

随着年龄增长，人体内的水分储存量会慢慢减少。如不及时补充身体所需水分，人体会出现缺水危机。

俄罗斯自然科学院院士斯科沃尔佐夫经过研究发现，人出生时水分占身体重量的75%，到长大成人后，身体内水分所占比重逐渐降到60%，随着年龄增长，这个比例会继续下滑至50%。这个下降是惊人的。老年人身体里的水分相对减少，所以更要注意补充水分。那么怎样饮水才更科学呢？

老年人喝水应多次适量。由于老年人感觉较迟钝，对体内缺水的自我感觉不灵敏，体内缺水时不易感到口渴，不口渴就不喝水，还有些老年人为了避免起夜就减少饮水量，这样都是不对的。由于年龄的增长，人体各种脏器的代谢和功能都将出现衰退，如果长期缺水，则会加速体内脏器及其功能的衰退，尤其是心血管系统功能的衰退更明显。首先，体内长期缺水，血量减少，血流速度慢，血液黏稠度增加，容易导致心脑血管形成血栓，导致心肌梗死。其次，体内水分减少还会影响肾脏排泄废物的功能，体内代谢产物堆积，容易使身体发生酸中毒。因此，为了健康，老年人要养成每天喝水的习惯。老年人喝水应当适量，每天以1000～1500毫升为宜。一般应分多次饮用，一次喝大量的水容易使血容量猛增，加重心肾负担。

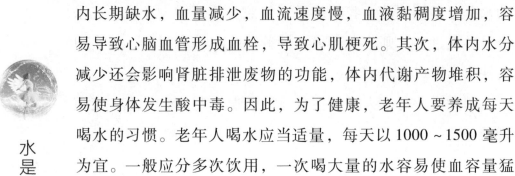

老年人炎夏补水很重要。现在很多老年人关注自己的生活质量，经常锻炼身体，夏天也不例外。锻炼时老年人体内水液消耗大，要学会主动饮水，少量多次饮一些白开水、淡盐水、淡茶水、菊花茶、绿豆汤、酸梅汤等清凉饮料，但切忌一次饮水过多，应少量多次，以免增加心脏和消化系统的负担。夏天出汗多，老年人身体内的血液黏稠度易增高，血管自动调节功能降低，容易引起脑缺血，严重的还会引发中风。所以夏天进行户外活动时，要及时补充水分，不要等到口渴才喝水。

老年人冬季更应注意补水。冬季是许多老年性疾病多发的季节，其病死率远高于其他季节，而这与冬季气候寒冷，人体各种功能下降有关。这时候的气候阴气较重，而老年人本来体质就较弱，阴寒侵体，老年人易抵抗不住，发生猝死。老年人体内津液不足，不仅会使血液在总容量方面有所减少，而且会使血液黏性增大，浓度增高，尤其在清晨更会出现这种状况。由于缺水，使得老年人机体细胞内液更趋减

水是最好的养命药

少，诱发各种老年性疾病。所以老年人冬季要养成自觉饮水的习惯，并以喝白开水为好，温度在 20～25℃ 为最理想。这样就能提高老年人体内细胞的活性，减少疲倦感。如果不适应水温，可自行提高，但不要太热。

老年人必喝的三杯水：

1. 晚上睡前半小时一杯

据研究发现，老年人晚间睡前不喝水，可导致血浆浓缩、血液黏稠度升高和血栓形成。对于老年人或患心脑血管疾病的人，晚间睡前饮一杯水，可以预防脑梗死。许多老年人不愿起夜，所以在晚餐后不喝水，其实老年人膀胱萎缩，容量减小，不饮水照样要起来排尿。睡前这杯水可以适当加一些蜂蜜，对预防便秘可以起到一定作用。

2. 半夜醒来一杯

老年人心肌梗死和脑梗死常发生于天快亮和起床后的两三个小时里。这是因为老年人由于肾脏功能减退，夜间尿多，容易致使体内缺水，使血液黏稠，心脑血流阻力加大，易引发心脑血管病变。对于患有心脑血管病的老人来说，因血管内膜发生变化，血液黏滞性偏高，易形成缺血性脑中风，夜间缺水更增加了这种危险。所以说，半夜醒来一杯水很重要。建议老年人睡前就将一杯水置于床边，方便起夜后饮用。

3. 清晨起床后一杯

老年人在夜间睡眠时体内相对缺水，导致血液浓缩、血流缓慢、机体代谢物堆积。早晨起床后，首先饮一杯水，可即时稀释过稠的血液，促进血液流动，有预防脑血栓、心肌梗死等疾患发生的作用。当天气炎热或饮食过咸时，更应多喝些水，这样既可以补充流失的水分，又可以将体内的废物及时排出体外，防止体内环境酸化而损害身体健康。

做个会喝水的准妈妈

人类孕期约为 280 天，孕妇在妊娠期间是否能够摄入足够的营养，关系到母体健康和胎儿组织的正常生长、代谢以及胎儿的储备。儿以母养，因此，妊娠期间科学饮水十分重要。整个妊娠期间母体代谢十分旺盛，孕妇不仅一定要保证每日充足的饮水量，防止脱水，而且需要增加矿物质和微量元素，来满足小生命的成长需要。

怀孕期间，准妈妈体内的血液总量增加了，血液中水的需求量也相应增加，并且胎儿也需要足够的液体，用于吸收营养和新陈代谢。这时候准妈妈最适合喝什么呢？天然矿泉水是孕妇的最佳饮品，白开水也很好。准妈妈也可以喝一些蔬菜汁、水果汁、牛奶、鸡汤等补充营养。

孕妇要把握好饮水时间

1. 晨起空腹喝水好

日本的一项研究证明，白开水对人体有"内洗涤"的作用。孕妇在清晨起床后应喝一杯温开水。有研究表明，早饭前 30 分钟喝 200 毫升 25～30℃的新鲜开水，可以温润胃肠，分泌足够的消化液，以促进食欲，刺激肠蠕动，有利于定时排便，防止痔疮、便秘。

2. 日常时间多饮水

孕妇忌口渴才饮水。口渴就是大脑中枢发出要求补水的救援信号，说明当时体内水分已经失衡，脑细胞脱水已经到了一定程度，这样会对胎儿成长造成不利影响。孕妇应每隔 2 小时饮水 1 次，每天至少喝六杯开水。有水肿的孕妇晚上少喝水，白天要喝够量，共约 1600 毫升。可根据自己体重适量增减。

3. 睡前喝一杯蜂蜜水

妊娠期肾结石发病率很高，在夜间，输尿管的蠕动会减慢，再加上尿液分泌少，尿液中的结晶物质很易沉淀变为结石，多喝水则容易排出结晶物质，减少结石的患病率。孕妇每天在饮水中放入少许蜂蜜，可以有效地预防妊娠高血压综合征、妊娠贫血、妊娠合并肝炎等疾病。同时，蜂蜜缓下通便，能有效地预防便秘及痔疮出血。孕妇睡前饮一杯蜂蜜水，有安神补脑、养血滋阴之功效；能够治疗多梦易醒、睡眠不香。

水是最好的**养命药**

有一些饮料孕妇不宜喝

1. 纯净水

因为水中含有的钙、磷及其他的微量元素，对人体都有很重要的生理作用，准妈妈在这个时期对矿物质也十分需要，纯净水经过多道过滤，已经把这些矿物质都过滤掉了，所以对准妈妈来说，温开水是最好的饮料。

2. 茶

孕妇喝浓茶，尤其是浓红茶，会对胎儿产生危害。茶叶中含有2% ~5%的咖啡因，咖啡因有兴奋作用。如果孕妇饮用过多浓茶，会刺激胎动增加，甚至危害胎儿的生长发育。茶叶中有大量的鞣酸，会与孕妇食物中的铁结合成不能被身体吸收的复合物。孕妇若过多地饮用浓茶，容易造成缺铁性贫血，给胎儿留下罹患先天性缺铁性贫血的风险。

3. 咖啡

咖啡中含有咖啡因，能破坏维生素，导致维生素 B_1 缺乏症，表现为烦躁、易疲劳、食欲减退及便秘。严重的可能发生多发性神经炎，使心脏扩大、心跳减慢、肌肉萎缩或水肿。孕妇若长期饮用咖啡，危害更大，可导致胎儿损伤或流产。

4. 可乐型饮料

可乐型饮料中含有咖啡因，它可以使胎儿细胞发生变异，引起传染性疾病。德国科学家还证明了咖啡因能破坏人类细胞的染色体。

5. 冷饮

多吃冷饮会使孕妇的肠胃血管突然收缩，胃液分泌减少，消化功能降低，引起一系列胃肠症状，如食欲减退、消化不良、腹泻等，甚至出现胃痉挛、剧烈腹痛现象。如果食用冷饮过量，还会使胎动频繁，让胎儿躁动不安。

6. 酒

妊娠期间，禁止饮酒。但是我国有些地方认为糯米甜酒具有补身安胎的作用，有给孕妇吃糯米甜酒的习惯。然而糯米甜酒中的主要成分是酒精。即使是微量酒精，也可以通过胎盘进入胎儿体内，使胎儿大脑细胞分裂受阻，致使发育不全。如果中枢神经系统发育受到阻碍，会造成胎儿畸形和智力低下。

几种妊娠期间的食疗方

（1）冬天很容易出现咽唇干燥及肺热咳嗽，可以用大雪梨1个，挖去核后与50克蜂蜜同炖，连服5~7日可获食疗佳效。如果用蜂蜜调匀适量面粉涂在面部及手背上，还有滋润皮肤、养颜美容之功效。

（2）妊娠期间有些孕妇会形成水肿，可以饮一些食疗的方剂来调养。方一：鲤鱼片 100 克，入麦片粥内烫熟，加盐、味精、葱、姜末少许。方二：赤小豆 30 克，与麦片 30 克同煮粥，加饴糖一匙。方三：冬瓜 250 克，煎汤，日服 2 次。

给宝宝补水的办法

儿童医学专家说，水是婴儿的重要营养素，不可忽视。有的人说，养孩子和养花一样，水多了不行，水少了也不行。所以，怎样给婴幼儿科学补水？给孩子补水有没有学问？这些问题就成了困扰家长的事情。

许多爸爸妈妈可能会认为反正都是喝，喝水还不如喝母乳，其实这种想法不完全正确。喂母乳并不能完全代替婴儿饮水。肯定地说，母乳喂养的婴儿需要补充水，但又不能补充太多的水。两次喂奶之间可以少量补一次水。通常情况下，母乳喂养的婴儿，在 4 个月内如果没有明显出汗，不必另行饮水，因为喂水会减少吃奶的量，不利于婴儿营养素的摄入。但是每个婴儿所处的环境不同，尤其是在外界温度偏高的时候，给宝宝适当补充水分是必要的，如果没有及时补充，就会影响婴儿的健康。

婴幼儿不会说话，口渴时表现为烦躁、哭闹，如果能喂些水，孩子就会安定下来。小儿是否缺水，从尿量就可以看出。一天内排尿次数特别少，而且每次尿量也不多，尿色发黄，就应及时喂水。尤其是在炎热的夏季或气候干燥的秋季，也应注意给婴儿适当补充水分。另外，幼儿患病时也要多饮水，因为疾病会消耗身体内的水分，尤其是发热时更要多饮水，有助于热度下降和促进疾病的痊愈。但是在患某些疾病如肾脏病、肾功能不全、严重心脏病时就不宜多饮水，因为在这些情况下，过多饮水会加重心脏和肾脏的负担，反而不利于病体康复。

给宝宝补水要注意以下几点：

1. 饭前不要给婴儿喂水

饭前喝水可以使胃液稀释，不利于食物消化，如果喝水过多，胃部胀气也影响食欲。最好是在饭前 30 分钟让孩子喝少量的水，以增加其口腔内唾液的分泌，有助于消化。

2. 睡前少喝水

年龄较小的孩子，在夜间深睡后不能完全控制排尿。如果在睡前喝水太多，很容易尿床，即使不尿床，也会影响睡眠质量。但是不能为了防止孩子尿床就睡前不饮水，这样不利于孩子身体健康。对于迅速发育的孩子，限制饮水可导致代谢废物在体内堆积而无法排出，造成代谢失衡，对健康危害极大。

3. 让婴儿多次少量饮水

为孩子补水的方法要正确，要做到少量多次饮水，不要等到孩子渴了才想起给孩子补水，因为孩子口渴时表明体内水分已经失去平衡，身体细胞已经脱水。每次也不能喝太多，否则可造成急性胃扩张，出现上腹不适的症状。

4. 不要给小儿喂饮料

饮料中含有大量糖分和电解质，喝了以后不会像白开水一样快速离开胃部，而会滞留，对胃产生不良刺激。加汽饮料会引起胃胀气，影响食欲。常喝碳酸饮料也不利于钙的吸收，可乐型饮料还含有咖啡因，孩子更不宜喝。喝果汁饮料过多也是导致小儿腹泻的重要因素之一。

5. 不要给婴幼儿喝冰水

孩子天性好动，活动以后又往往浑身是汗，十分口渴。有的家长认为，此时给孩子喝一杯冰水，这样既解渴又降温。其实大量喝冰水容易引起胃黏膜的血管收缩，不但影响孩子的消化，还有可能引起肠痉挛、腹痛腹泻。

6. 少喝纯净水和矿泉水

纯净水在制作过程中，把原来水中含有的人体所需的矿物质也丢掉了，经常大量饮用纯净水，人体日常所摄取的矿物质就会大大减少，长久下去，体内矿物质的供求就会失去平衡，对孩子健康不利。而饮用矿泉水应当有针对性，缺什么补什么最好。若在人体内并不缺少某种矿物质的情况下，却长期过多补充，就可能引发肾结石、消化道功能紊乱、脱发等疾病。儿童的肾脏过滤功能不如成年人，所以儿童长期喝矿泉水更要谨慎。儿科专家呼吁："健康首选白开水。"白开水才是对婴幼儿健康最有利的。

水是最好的 **养命药**

7. 不能给婴儿喝过甜的水

许多父母认为让婴儿喝糖水有营养，往往以自己的感觉为标准，加很多糖。其实宝宝和成年人的味觉大不一样，新生儿的味觉比成年人灵敏得多，成年人觉得甜时，对他们来说就太甜了。所以喂糖水时糖要适量，成年人品尝时似甜非甜即可。新生儿如果饮用高浓度的糖水，最初可以加快肠蠕动速度，但不久就转为抑制作用，使孩子腹部胀满，容易发生消化不良、食欲减退、呕吐、腹泻等，所以在给婴儿的水中加糖应少加。

学生补水不能靠饮料

随着天气转暖，又到了饮料的销售旺季，各种口味的饮料成了孩子们的最爱，有些家长让孩子通过喝饮料来补充每日所需的水分，其实这种做法是存在很多弊端的。

1. 大量喝饮料是现在小胖墩儿多的原因之一

据美国儿科学专业学术期刊报道，美国研究人员发现，儿童喝碳酸饮料越多，他们肥胖的可能性就越大。美国俄亥俄州立大学和俄亥俄州儿童医院的研究人员的一项研究发现，每天多喝一罐碳酸饮料可将儿童肥胖的风险提高60%。而且营养低、热量高的碳酸饮料让孩子们少喝了牛奶和其他有营养的饮品，减少了他们发育成长必需的维生素和矿物质的摄入量，从而引起肥胖。肥胖容易引起糖尿病、心脏病、心脑血管疾病等。科学家研究证明，肥胖和癌症有关，过度肥胖的人比体重正常的人患癌症的风险更高。

2. 大量喝饮料是导致儿童过瘦的主要原因之一

食欲正常或食欲较差的孩子会因饮用大量饮料而冲淡胃液，使食欲减退；同时，由于饮料中含有大量糖分，使血糖不易下降，也会导致孩子的进食量下降，从而造成孩子因蛋白质、某些维生素、矿物质和微量元素等摄入不足而消瘦。长久下去必然会使孩子身体虚弱。

3. 饮料中所含的人工色素和防腐剂将会阻碍儿童的生长发育

为了使饮料颜色鲜艳漂亮，不可避免地添加一些人工色素添加剂。长期喝饮料，色素沉积在儿童尚未发育成熟的消化道黏膜上，极易引起食欲减退和消化不良，甚至会引发厌食症。学生正是长身体的时候，营养摄入不足，将会影响身体发育和新陈代谢。另外，过量色素还是引起儿童多动症的原因之一。至于饮料中所含的防腐剂，如果过量摄入，将会在人体中产生络合物，造成骨细胞特别是软骨细胞生长延迟，从而导致儿童身材矮小，严重的甚至还会引起侏儒症。

4. 有些饮料会加重身体缺水，越喝越渴

含糖分过多的饮料，以及含有丰富维生素和无机盐的橙汁等果汁，不仅不易被人体细胞吸收，而且这些成分在体内

水是最好的**养命**药

氧化分解时还要消耗一些水分，致使饮后更加口渴。所以饮料不适合用来补水，白开水才是最合适的。

5. 过多饮用果汁饮料还可能引发儿童的多种疾病

目前，由于无节制地喝果汁饮料而导致"果汁尿"的患儿的增多已经引起了人们的警觉。"果汁尿"形成的原因就在于果汁中大量糖分不能被人体吸收利用而从肾脏排出，结果使尿液发生变化，尿糖值增高。这种情况持续的时间长了，还会引起肾脏病变，如肾衰竭。

6. 饮料易引发消化系统疾病

有些饮料中含小苏打成分，属于碱性物质，少量饮用可助消化、中和胃酸，过量饮用会使胃液呈碱性，胃的消化功能就会减退，从而出现消化不良的症状，并引发消化系统疾病。

学生需警惕这些好喝的饮料：

（1）碳酸饮料

让多数人心仪的碳酸饮料究竟为何物呢？科学的说法是：在一定条件下充入二氧化碳所产生的气体的制品。碳酸饮料有两种：一是在经过净化的饮用水中加入二氧化碳的饮料；二是在糖液中加入果汁（或不加入果汁）、酸味剂及食用香精等制成调和糖浆，然后加入碳酸水而制成饮料。一般来说，除去蔗糖之外，充气的"碳酸饮料"中几乎不含营养素。因此，它们被营养学家列入"垃圾食品"的范围。

年轻人喜欢喝汽水、喜欢气儿带来的刺激，但一下喝太多，释放出的二氧化碳很容易引起腹胀，影响食欲，甚至造成肠胃功能紊乱。饮料含糖量太多，两罐碳酸饮料等于20茶匙糖。饮料中过多的糖分被人体吸收，就会产生大量热量，长期饮用非常容易引起肥胖。最重要的是，它会给肾脏带来很大的负担，这也是引起糖尿病的隐患之一。所以本身就患有糖尿病的人，尽量不要饮用。有调查显示，常喝碳酸饮料的人群中，12岁的儿童发生龋齿概率会增加59%，而14岁青少年的概率会增加220%。也许有人会因此而选择无糖型的碳酸饮料，尽管喝碳酸饮料减少了糖分的摄入，但这些饮料的酸性仍然很强，同样可能导致龋齿。美国口腔科学会日前发布信息提示说，专家将健康的牙齿暴露在市场上常见的碳酸饮料中，经过14天的观察发现，随着接触时间的延长，碳酸饮料逐渐使牙釉质变得薄弱，并最终造成永久性损坏。通常人们觉得没有那么严重，但碳酸饮料里的酸性物质却会潜移默化地影响你的骨骼，对于处于生长过程中的青少年身体发育损害非常大，容易造成骨骼发育缓慢、骨质疏松，所以有资料显示，经常大量喝碳酸饮料的青少年发生骨折的危险性是其他青少年的3倍。专家建议，饮用和选购碳酸饮料的时候都要谨慎，更不要长期大量饮用。相对来说，纯果汁的碳酸饮料营养比较丰富，有的饮料中还有少量果肉沉淀，能够适当补充维生素，倒是比较适合年轻人和儿童饮用，但是不能每天喝，或一次性大量饮用。

（2）运动饮料

美国口腔科学会的一项研究指出："非苏打饮料和运动饮料对牙釉质的损害程度要大大超过可乐，其危害分别是后

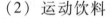

者的 3 倍和 11 倍。"其中，高能饮料和瓶装柠檬茶对牙齿的危害最大。与一般可乐相比，运动饮料的添加剂里含多种有机酸，能分解钙质，进而侵蚀到牙齿的珐琅质。罐装或瓶装的冰茶也具有类似的危害，其对牙釉质的伤害是普通茶叶或咖啡的 30 倍。牙科医生建议，如果一定要喝运动饮料，就尽量减少饮料和牙齿接触的时间，快喝而不要小口抿，或者用吸管都可以。还要记住，喝完最好先用清水漱口，半小时后再刷牙，以减小对牙釉质的伤害。

购买功能饮料要注意查看产品说明，它适合于特定人群，如一些功能饮料含有钠元素，而钠会增加机体负担，引起心脏负荷加大、血压升高，患高血压和心脏疾病的人应避免饮用。

另外，功能饮料容易影响摄食和食物的消化吸收，造成营养不良，有的还含有咖啡因等刺激中枢神经的成分，所以学生要慎用功能性饮料。

（3）咖啡

咖啡中含有咖啡因，一杯即溶咖啡含咖啡因 80～200 毫克。正常人每日摄入咖啡因不应超过 200 毫克，否则便可能引起慢性中毒，因儿童肝、肾的发育不完全，解毒能力差，使得咖啡因代谢的半衰期会延长，所以一般来说，12 岁以下儿童是需要禁止摄取咖啡因的。就算每天把咖啡当开水喝的欧美人士，对于小孩子喝咖啡也是有很严格的限制。学生熬夜复习功课时，为了提神很容易就会喝过量的咖啡，这样对身体非常有害。

咖啡因会有损记忆，另外，对儿童来说咖啡因有刺激性，能刺激胃部蠕动和胃酸分泌，引起肠痉挛，常饮咖啡的儿童容易发生不明原因的腹痛，长期过量摄入咖啡因则会导致慢性胃炎。咖啡因能使胃肠壁上的毛细血管扩张，刺激肾脏功能，使肾水流增加，导致小孩多尿，钙排出量随之增多，儿童的骨骼发育也会因此受到影响。同时，咖啡因还会破坏儿童体内的维生素 B_1，引起维生素 B_1 缺乏症。喝咖啡还容易让人上瘾，所以应控制咖啡的饮用。

（4）果汁饮料

一位妈妈带着 5 岁的孩子去看大夫，说孩子间歇性腹泻快 1 个月了，吃了许多止泻药效果都不明显。大夫询问后得知，这个孩子平时把果汁饮料当水一样喝，生病后不想吃饭，但是果汁照样喝。医生告诉妈妈，喝果汁是孩子腹泻的元凶。对于消化系统还不健全的儿童来说，喝果汁饮料太多就容易引起疾病。果汁饮料不能解渴，会越喝越渴，喝太多不但不能补水，反而会抢走身体的水分。并且果汁饮料的主要成分是糖，糖摄取太多会扰乱孩子的消化吸收功能，阻碍身体正常发育。同时，果汁中的某些糖分不能被人体吸收利用，就容易导致腹泻。

果汁饮料是区别于果汁的。如果想要长期饮用并对身体有益，最好选择 100% 的纯果汁，如果有条件可考虑鲜榨的果汁，可以添加一些平时不喜欢吃但很有营养的蔬菜汁配合你喜欢的果汁一块饮用。

市场上的饮料种类繁多，其实最好的饮料就是白开水。

白开水具有促进新陈代谢、调节体温、输送营养、清洁内脏、增强机体免疫力、美容护肤等作用，从健康角度看，学生喝白开水最健康，千万不能把饮料当水喝。

电脑族每天必喝的 4 杯茶水

"茶味苦，饮之使人益思，少卧，轻身明目。"——《神农本草经》

李时珍在《本草纲目》中对茶叶性能的分析是："茶苦而寒，最能降火……火降则上清矣。"中医在古代就发现了茶的养生作用。饮茶，也是生活中许多人喜欢的补水方式之一。饮茶宜清淡，忌多忌浓。古人说：空腹饮茶心里慌，隔夜剩茶伤脾胃；过量饮茶人黄瘦，淡茶温饮保年寿。

电脑族每天 8 个小时甚至更长的时间面对电脑，电脑的辐射长期积累，会影响身体健康。键盘、显示屏等都是不可回避的不小的辐射源。这些辐射会影响电脑族身体的内分泌系统，导致内分泌紊乱，从而使其新陈代谢不规律。加上电脑有磁性，会聚积灰尘和不洁空气，这些都会影响电脑族的健康，加速老化，使身体出现各种各样的问题。那么，有什么办法能改变这种状况，保护自己少受电脑辐射的侵害呢？其实很简单，保证每天的 4 杯茶水，就不仅可以减轻辐射危害，还可以保护眼睛。

1. 清新绿茶沁芬芳

绿茶没有经过发酵过程，汤和叶片都保留了碧绿的颜色，保持了茶叶的天然特性。其高温杀青的方法，保留了鲜茶叶中绝大部分的有效成分。常见的绿茶品种有西湖龙井、碧螺春、六安瓜片、黄山毛峰、庐山云雾、信阳毛尖等。

绿茶可以延缓衰老。有研究表明，茶多酚清除自由基的效率优于维生素 C 和维生素 E。

绿茶对某些癌症有抑制作用。任何种类的茶叶对肿瘤都有不同程度的防治作用，但由于其加工工艺不同，所含成分不同，所以不同种类茶叶的抗癌、防癌作用也不尽相同。研究认为，没有经过发酵的绿茶，其防癌、抗癌效果比半发酵的乌龙茶和全发酵的红茶都要好。

绿茶具有降血脂作用。科学实验表明，茶中的儿茶素能降低血脂和胆固醇，有抑制血小板凝集、降低动脉硬化发生率的作用。绿茶含有黄酮醇类，有抗氧化作用，亦可防止血液凝块及血小板成团，降低心血管疾病发生率。绿茶里还含有茶碱及咖啡因，可以减少脂肪细胞堆积，因此还能达到减肥功效。

抗辐射是绿茶的又一强大功能。从茶叶中提取的脂多糖能显著提高人的非特异性免疫功能，同时还能改造造血功能，增加血液内的白细胞数，使机体具有显著的抗辐射功效。茶叶提取物能有效缓解肿瘤患者在放射治疗和化学治疗过程中引发的副作用。

绿茶防龋齿，清口臭。绿茶含有氟，其中儿茶素可以抑制致龋菌作用，减少牙菌斑及牙周炎的发生。茶所含的单宁酸，具有杀菌作用，能阻止食物渣屑繁殖细菌，故可以有效防止口臭。

绿茶可补充人体维生素 C。利用茶叶补充维生素 C，既不必担心维生素的损失问题，也不必担心发胖，而绿茶是含有维生素最高的一种茶，故而有更好的效果。

绿茶具有清热解毒的功效。盛夏时节，炎热干燥，喝上一杯绿茶，让清香在唇齿间萦绕。对于阴虚有热者，特别是老年人，很适合饮用绿茶清热。

除此之外，绿茶还可以改善消化不良情况，消除吸烟引起的部分危害，有一定美白和防紫外线的作用。但是也要注意，不要空腹饮绿茶，防止对胃的刺激。女性经期不宜喝绿茶，防止贫血。

2. 明目益肾菊杞茶

一天到晚面对电脑工作，电脑族除了多接触到电磁辐射外，电脑显示屏的闪动对眼睛也有较强的刺激作用，会让人出现流泪、视力减退、头昏脑涨等不适症状。由于电脑族久坐电脑前，看东西较近，迫使眼部睫状肌处于收缩紧张状态，从而使晶体变凸以适应视近物，眼睛长期处于紧张状态而得不到休息就会导致近视。视觉的过度疲劳还会引起房水运行受阻，较易导致青光眼。同时，干眼症、白内障、角膜溃疡和视网膜剥脱等，也是长期使用电脑者易患的眼病。

菊花的性味是甘、苦、微寒，功效是疏风散热、清肝明目。大剂量的菊花有明显的解热和降血压作用。

枸杞的性味是甘、平，功效是补肾益精、养肝明目，含有多种维生素，有滋养、强壮作用，可以降低血糖和胆固醇的作用，可以促进肝细胞再生。

菊杞茶就是菊花枸杞茶，是用菊花和枸杞同泡而成。每次用杭白菊、枸杞各 10 克，加入大茶壶内，加入热开水，10 分钟后便可饮用。菊花和枸杞子两者均有明目、养肝、益血、降血糖、降血压、抗衰老、防皱纹、固精气等保健功效，适合工作繁重、长期要对着计算机工作的人。如果晨起眼皮水肿，蘸菊花茶涂抹眼睑可以消肿。

但是要注意，菊花性凉，虚寒体质，平时怕冷、易手脚发凉的人不应该经常饮用，应该适量地喝。做菊杞茶的菊花不可用金盏菊，金盏菊和菊花的性味作用都是不一样的。金盏菊性味淡平，花、叶有消炎、抗菌作用。根能行气活血，花可凉血、止血。

菊杞茶可以加红枣一起泡，并且可以加一些冰糖或蜂蜜。红枣的功效是补气养血、健脾和胃，并且含有多种维生素。但有些人是不适用的，比如有湿滞的人不宜饮用。

枸杞、菊花加上决明子一起泡水也比较好，对恢复视力有帮助，但决明子属于中药，是药三分毒，所以不建议长期饮用。

3. 润肤醒神柠檬茶

电脑族脸部、手部等裸露在外的皮肤，长期受到电脑辐射的作用，容易引起皮肤干燥，甚至红肿过敏，更严重的还会引起皮肤病变甚至皮肤癌。电脑辐射不可避免，那么我们有什么办法可以保护我们娇嫩的皮肤呢?

每天一杯柠檬茶就可以让脸部皮肤水嫩嫩,保持弹性和光泽。

柠檬中含有糖类、钙、磷、铁及维生素 B_1、维生素 B_2、维生素 C 等多种营养成分,柠檬酸具有防止和消除皮肤色素沉着的作用,美白效果好。我国中医认为,柠檬性味甘、酸、平,有生津健脾、化痰止咳、疏滞、止痛等功能。吸烟者和长期吸二手烟者要多吃柠檬,因为他们需要的维生素 C 是不吸烟者的 2 倍。

柠檬热量低,利于减肥,制作方法也很简单。将一片新鲜柠檬榨出柠檬汁,用温水冲调,加入适量蜂蜜,或者用干柠檬片泡水,饮前加入蜂蜜搅匀即可。柠檬汁加蜂蜜对治疗支气管炎和鼻咽炎十分有效。

将柠檬与菊花一起用温水冲泡,可以排毒养颜、平整脸上粗孔使肌肤光洁,是去痘的妙方。

如果你喜欢,柠檬茶可以和花茶任意搭配。

4. 远离辐射灵芝茶

中国是世界上最早认识并利用灵芝的国家,灵芝是我国古代传统真菌药物,是中医药宝库中的养生珍品。

李时珍在《本草纲目》中对灵芝的药性和功效做了详尽的讲述:青芝:酸、平、无毒,明目、补肝色、安精魂、不忘、强心;赤芝:苦平无毒,主治胸中结,益心气、补中、增智慧、不忘;紫芝:甘温无毒,好颜色、活虚劳、治痔等。

服用灵芝促进免疫细胞因子产生，可提高机体免疫力，降低患病可能性；增强白细胞活性达到杀死肿瘤细胞能力，抗辐射，保肝解毒，治冠心病、高脂血症，降低并稳定血糖，改善失眠，提高睡眠质量，止咳去痰，抗氧化消除体内自由基，达到抗衰老及美容的目的。

制作灵芝茶可取一包灵芝茶包（5克装）或5～8片灵芝置于饮杯中，用500毫升开水冲泡温热饮用最佳。

灵芝冲泡时适合搭配丹桂、金银花、山楂、枸杞。

电脑族每天一杯灵芝茶，就可以阻挡辐射，增强自身免疫力。身体健康了，自然是精神焕发，工作效率倍增。

运动与科学饮水

水是人体内的重要物质，它对人的水液代谢起着不可替代的作用。对于一个爱运动的人来说，水就更加重要了，因为运动时人体的水液代谢要远远高于安静时。运动时的耗水量惊人。一般人每日大约出0.5升汗，但是跑步1小时出的汗量就是此量的2～3倍；踢一场90分钟的足球的出汗量可以是这个量的4～10倍。运动时体温升高，需要水通过汗液蒸发的方式发散热量，实现降温，同时将身体产生的大量代谢废物和二氧化碳通过汗液排出体外，减少毒素在身体里的堆积。

运动前没有充分地饮水，运动中又不注意补水，就会造成脱水，脱水的程度也会随着运动时间的延长而加重。在体内缺水的状况下进行健身运动，不但不能达到健身目的，甚至会损害健康。对于一个体重 50 千克的人来说，脱水 0.5 升会出现口渴；脱水 1 升会严重口渴、不舒服、压抑和没有食欲；脱水 1.5 升将会出现血液浓缩、少尿、口干；脱水 2.5 升将不能集中注意力；脱水 4 升会出现头晕、乏力、青紫、语言不清和精神紊乱；脱水 7.5 升时就会死亡。看来我们的确不能轻视运动中的缺水症状，要及时补充水分。

那么，该如何正确地喝水呢？别以为咕咚咕咚豪饮一番就可以了，运动中喝水可有讲究了。

1. 喝什么水？

运动后应尽量避免喝饮料，诸如汽水之类。要选择白开水、茶水、绿豆汤或 1% 的淡盐水等，补水效果最好的是茶水及白开水。人体缺水时，不含糖的茶水和白开水被吸收得最快。碳酸饮料和含有维生素 C 的饮料不宜空腹饮用，也不能边运动边补充，更不宜运动后马上补充。补水的多少要视不同的运动强度而定。

人经过剧烈运动后，身体会产生很多的热能，使体内器官处于"高热"之中。此时，如果饮用过冷的水，就会使咽喉、食管、胃等器官遇冷而急剧收缩，使人感到不适。这就是俗话所说的"炸肺"。剧烈运动后贪图一时痛快，大量饮用冷水，轻者会引起胃痉挛、胃绞痛，重者可以引起晕厥。

因此，运动时、运动后喝的水温度都不宜过低，温开水最好。

2. 怎么喝水？

运动时，大量血液流到参与活动的肌肉中去了，胃肠道的血管处于收缩状态，此时大量饮水，会加重胃的负担，促使胃和肌肉抢血液，久而久之，会导致胃功能失调。快速豪饮，在瞬间让身体中增加大量水分，会引起血液中盐浓度下降，以至于发生头晕、眼花、口渴、呼吸困难，严重的还会突然昏倒。所以在喝水时应当先用水漱漱口或者含一口水润润口腔，然后喝少量的水，过一会儿，再缓慢地喝一些水，千万不可口渴就猛灌。在现实生活中，尽量采用少量多次的饮水方法。

3. 喝多少水？

在体育运动中，正常的饮水不应受到限制，应该是缺多少补多少，以满足身体的正常需要。所谓缺多少，通常可以根据个人的口渴感来决定。

对健身时间不超过 1 个小时、运动强度不大的健身者来说，出汗量不会很大，只要在运动前后各喝 1～2 杯水即可。

对健身时间在 1 个小时以上、以减肥为主要目的的健身者来说，运动前半小时应喝 300～500 毫升温水，以备运动时所需水分，避免运动时缺水，并可延长运动时间；运动中应每隔 20～30 分钟喝一次水，每次 150～200 毫升。并可用水在头部、脸部适当喷洒，可以带走体内一部分热量，同时也会带走自身皮肤水分；运动后应坚持每 15 分钟喝水 100 ~ 200 毫升，一直到尿液由黄色变清亮、透明为止。对于强烈的口渴感，可以采用冷水漱口的办法消除。失水达 2 千克以上须补充盐水，这样做的目的是尽量保持身体内环境的稳定，使运动带来的脂肪燃烧作用能够充分发挥。但浓度不宜过高，每 1000 毫升水中，盐分不能超过 2 克，盐分过高反而会加重脱水现象。

以往人们担心运动中补水会增加心脏负担，现在看来这种担心是多余的。我们经常可以看到，马拉松比赛途中设立了许多饮水站，这说明运动中补水是非常必要的，是科学的。在天气较热的情况下，运动过程中大量排汗引起体内缺水，若不及时补水，可能造成机体脱水、休克，所以在剧烈运动中也要注意补水。口渴并不是身体需要补充水分的良好指标，千万不要等到口渴了才去补水。

晨练是许多人的良好生活习惯，由于晨练的运动量一般不是很大，运动出汗也不太多，所以晨练前的补水往往容易被忽视。运动医生说，晨练前的补水是很重要的。因为人体经过一夜睡眠休息后，由于呼吸、排尿和皮肤蒸发，体内的水分丢失了很多，致使血容量不足，血液黏稠度增高，微循环淤滞。这种状态下运动容易诱发心脑血管意外，尤其是患有高血压、心脏病的人更应该注意。而晨起饮水就可以避免这样的状况。

每天晨起运动前饮用新鲜白开水 150 ~ 300 毫升。此时，人体的胃肠正处于空虚状态，水可以很快被吸收并渗透至身体各个部分，使身体快速补充水分，使血液循环恢复正常，微循环畅通。运动前喝水要缓慢，以不感到胃胀为宜。晨练的运动量不宜太大，以免发生脱水。要根据年龄和自身状况选择运动方式和运动量，一般不主张运动得汗流浃背，以身体微出汗为宜。

旅游会饮水，行程更快乐

现在旅游爱好者越来越多，节假日出外旅游人数不计其数，媒体将此类人群称为"驴族"，"驴族"彼此之间相互戏称为"驴友"。"驴友"们平时工作繁忙，选择在节假日的时候外出散心，是件轻松愉快的事，但是要注意旅途中保持身体健康，首要问题就是时刻注意饮食卫生。防止"病从口入"，才可以免除后顾之忧，让出行成为一次美好的回忆。饮食卫生，最重要的就是饮水卫生。

对于出门远游，尤其是到国外热带地区观光的人，应注意"旅游者腹泻"症候群。症状常发生在到了陌生地区7天之内，包括腹部绞痛、厌食、恶心和轻度腹泻。这是因为在旅游当中，游客不适应新环境，新、旧两地饮水和食物中元素不同，易得腹胀和腹泻。如果再暴饮暴食，还易得胃肠炎。患了这些病，需及时治疗，服用抗生素等药物。晒伤和脱水也是去热带地区旅游时最常见的病患。游客需要注意饮水，以补充因炎热出汗而丢失的水分。

旅游在外，气候、水质、饮食等条件都有变化，一些人往往不习惯，会出现头昏无力、胃口不好、睡眠不佳等现象，这是水土不服的表现。患了水土不服，需要多食水果，少吃油腻，还可服用一些多酶片和维生素 B_2。

去海拔比较高的地区，有些游客会产生高原反应，旅游时最好带上饮水杯，因为多喝水是缓解高原反应的有效措施。

在车、船或飞机上要节制饮食。乘行时，由于没有运动条件，食物的消化过程延长、速度减慢，如果不节制地饮食，必然会增加胃肠的负担，引起肠胃不适。

很多旅行者热衷于野外探险。畅游奇山秀水，遍访名山大川，寄情于山水之间固然令人心旷神怡，但也因四处奔波、体力消耗造成极度疲劳。因此，在旅游活动期间，游客除了应保证充足的睡眠之外，千万别忘了营养食品的及时补充。要及时补充水分，不仅要喝矿泉水和茶水，还应多喝富含营养的杏仁露、椰子汁、浓缩橙汁等饮料。每天若能加喝一杯牛奶或咖啡，则更为理想。还要补充维生素，可适当吃一些含维生素丰富的葡萄、苹果、柑橘等水果。别忘了补充蛋白质，有必要在睡眠之前吃一顿点心。

炒鸡蛋、红烧鱼、牛奶配面包等都可尽情享用。

游山玩水是一件怡情健身的好事情，但是，如果不做好旅行的防病准备，则有可能适得其反，那么旅行者应当怎样做呢？

1. 外出旅游要喝适量的淡盐水

人在旅途中运动后，容易出汗，人体大量排汗时，汗液带走了不少无机盐，如钠、钾、镁等。因此，在旅途中喝一些淡盐水，十分有必要。加 500 毫升水 1 克盐，可补充机体需要，同时也可防止电解质紊乱。

2. 在旅途中喝水要次多量少

旅途口渴不能一次猛喝，应分多次喝水，每小时喝水不能超过 1 升，每次以 100～150 毫升为宜，间隔 1 个小时。有经验的旅游者在行进中是很少喝水的，他们总是在出发前或休息后才喝水。在路上实在渴得厉害时，也只喝一两口，漱漱口，润润嗓子。这种饮水法对保存体力、保存食用水都很有好处。

3. 以浆代饮

途中饥渴时不妨以绿豆汤、八宝粥之类的浆液代替喝水，这样比较符合生理要求。

4. 饮水的温度

夏日旅游，人体的体温通常较高，大量冷饮容易引起消化系统疾病，因为此时肠胃由于血液循环加快，肠胃相对缺血。不要喝5℃以下的饮料，喝10℃左右的凉开水最好，可达到降温解渴的目的。

5. 适量补充糖水也很重要

由于在旅途中，跋山涉水等剧烈运动会消耗大量的热量，体内储存的糖量无法满足运动的需要。因此，参加大运动量和过长时间的运动时，可适当喝些糖水以及时补充体内能量消耗。

6. 晚上休息要畅饮

傍晚回宿地洗澡前先静心慢饮茶水，晚饭后继续喝到排尿为止。

7. 不要饮用生水

一般来说，生水是不能饮用的，旅途饮水以开水和消毒净化过的自来水为最理想，其次是山泉和深井水，江、河、塘、湖水千万不能生饮。无合格水可饮时，可用瓜果代替水。瓜果一定要洗净或去皮吃。

旅游者准备的饮用水用完了，要怎样将水源的水消毒呢？如水很浑，可以取一小块硫酸铝（明矾），用温开水化开，倒在水里搅匀，可以把杂物沉到水底，使水变清。然后将双层消毒丸或双层消毒片放入水中，还可以用氯制剂或活性炭处理水质。

泉水的味道因其含有的成分不同而有所不同。在《三国演义》里，诸葛亮师出云南时，就讲到士兵们喝了一处泉里的水而引起中毒，不是敌人下毒，是因为泉水里含的有毒无机盐浓度过高引起中毒的。含有毒物质的泉水，会有咸、苦、涩等异味，都不能喝，只有味道甘甜的泉水才可以饮用。

任何特殊情况下都应该留有至少 1 壶饮用水，这是危险情况下的救命水，对长途旅行出现断水的情况是十分有帮助的。在无法寻找到现成的饮用水或身处绝境干旱之时，可以这样寻找饮用水：

（1）可用各种容器收集雨水或冰雪，澄清后再消毒饮用。

（2）在潮湿的地上挖一个小坑，底部放上容器，再在地面上覆盖透明的塑料布，四周用沙土压住，塑料布中间压一块小石头，让地下水蒸发在塑料布上凝结成水滴落入容器中，这种方法虽然慢，但是卫生。

（3）早晨起来将塑料袋套在大叶植物的浓密嫩枝条上，扎好口袋，可以将植物叶子上的露水和植物通过蒸腾作用蒸发出来的水汽收集起来，也是救急的好办法。

水是最好的**养命药**

男人比女人更要多饮水

人有男女之分，疾病往往也和性别有关。很多男性在日常生活中，普遍存在家庭责任重、工作强度高、精神紧张、易疲劳、压力大等问题。男性在这些生活压力下，心脏的患病率当然会高于女性。和心脏一样，男性的泌尿系统（肾、膀胱、前列腺）、呼吸系统与其他一些重要系统也具有自身的特点，易患这样那样的疾病。另外，男性的一些坏习惯也往往损害了自己的身体。吸烟、喝酒对人体的许多器官都有不良作用。一个男子一旦做了烟酒的朋友，在不长时间内，他的健康状况就会明显下降。大家都知道，男性泌尿结石与泌尿感染的患者正愈来愈多，但男人们在喝酒的同时，往往忘记了喝水。

由于男性的生理特点与习惯嗜好，有些疾病常常好发于男性。相对于女人来说，男人有六大弱点：

第一弱点："皮肤"

相当多的男人不注意防晒，不注意进行皮肤癌的检查。因此，男人死于黑素瘤的可能性是女人的 2 倍。所以男人及时学习一下防晒护肤知识非常重要，外出时遇到室外强紫外线的照射，一定要涂抹防晒霜，佩戴帽子、使用遮阳伞等遮盖物。平时多注意补充富含维生素 C 等营养物质的食物，如胡萝卜、苹果等，还要多喝水。

女性皮下组织的神经末梢比男人多 50%，所以男性口渴的感觉比女性迟钝。所以当男人感觉口渴时，身体早已严重缺水。另外，男性的汗腺数量是女性的 1.5 倍，所以男性比女性更容易出汗，也就需要更多的水分来补充。

第二弱点："心脏"

据临床统计，男性患心肌梗死而入院治疗的是女性的7～10倍。该病主要是由于过多的脂肪及大量吸烟、饮酒造成，此外，工作紧张、烦恼情绪也是病因之一。男儿有泪不轻弹，自古以来人们就要求男人要比女人坚强，女人可以在难过的时候大哭一场，而男人的痛苦就只能憋在心里，久之，心脏承受过重，怎么能不受伤呢？男人应当适时释放压力，大声叫喊、哭闹，和他人敞开心扉等都可以产生缓解压力的效果。此外，预防心脏疾患，除了戒烟和节制饮酒外，还要保持正常体重，经常进行室外锻炼。适量饮水也可以疏导心脏淤积，使血液循环畅通，预防心脏病。

第三弱点："肝脏"

在慢性肝炎病患者中，男性患病率是女性的4倍。主要原因是饮酒。肝脏每日最多只能分解、转化60～80克酒精，超过此量就会有害肝脏。另外高脂肪食品对肝脏也很不利。应当舒缓焦虑情绪，戒怒防郁。在饮食方面，宜进食些易消化的高蛋白食物，如鱼类、蛋类、乳类、动物肝脏、豆制品等，还应适当吃些糖。过量饮酒可导致脂肪肝、肝硬化、急性中毒而引起死亡。因此，日常生活中切忌过量饮酒，以免损伤肝胆。饮酒后应多喝水，降低身体中的酒精浓度，及时把酒精排出体外。

第四弱点："直肠"

直肠癌患者男性明显多于女性。男人一般进食脂肪和蛋白质比女人多，医学研究表明，在缺少含有充分的纤维素食物的同时，食用过多的脂肪和蛋白质是发生直肠癌的一个重要原因。为了你的直肠健康，男人应该多喝水，培养"植物化"饮食习惯，多吃如干豆类、海藻类、地下根（茎）类、新鲜蔬菜及时令水果等。每天喝一杯酸奶，适度而规律地运动，多喝水，减少废物在直肠堆积的时间。养成体检习惯，建议从 30 岁就开始进行检查。

第五弱点："胃"

男人们喜欢饮酒、抽烟、喝咖啡，经常暴饮暴食，吃饭速度快，男人们吃饭也追求痛快，于是抗议马上就来了：胃痛、呕吐、呕血、嗳酸……医学研究发现，男性胃病的发病率比女性平均高出 6.2 倍。为了防止患胃病方面的疾病，男人的餐桌上要常备富含纤维素的蔬菜、水果等食品，平时更应多吃红薯、土豆等暖胃的食物，避免辣椒等刺激性食物的摄入。饭前半小时饮一杯水，促进胃肠蠕动。

第六弱点："前列腺"

据有关研究，男子在 50 岁以后，约有 60% 的人患有前列腺疾病。其原因是雄性激素类固醇分泌的改变而使尿道周围的腺体增大。增大的前列腺压迫尿道而导致排尿困难。排尿是前列腺的保健方法，同时也是肾脏保健的好方法。多喝水就会多排尿，浓度高的尿液会对前列腺产生较多的刺激。还要多放松，有规律地进行性生活，同时洗温水澡可以缓解肌肉与前列腺的紧张，因此可以减缓症状。也要远离咖啡因、辛辣与酒精。

夏季天气炎热，新陈代谢相比冬天要快，如果男性长期处于缺水状态，就会使尿液浓度大大提高，不仅会加剧肾结石、尿路结石及前列腺炎患者的病情，还会加重性功能障碍患者的病情。并且缺水还会使男性勃起或充盈受阻，精液生成减少。所以男性每天的饮水量不要低于 1500 毫升，一般早饭后、上午、下午、傍晚都要喝点水，尽可能少喝冷饮、冰冻啤酒等冰凉饮品。此外，男性还可以适当地喝些温热的中药茶，这样不仅可以解渴，有时还可以起到一些意想不到的补阳功效。常言道，流水不腐，对于男性的泌尿系统来说，也是如此。水被吸收以后，会从肾脏排泄出来。尿的作用不仅在于排泄体内的废物，而且还能用物理的冲力作用，冲走那些微结石，使它们不能成形，还可冲走那些滋生的细菌，防止感染。

男性在年轻时候往往喜爱运动。活动时出汗能排除相当数量的分泌产物。随着年龄的增加、工作的繁重，活动量越来越少，这样，机体的代谢废物不能及时排出，于是就产生各种各样的疾病。因此，医生们建议男性，特别是老年男性，每天至少要设法出一次汗。

平时多喝水，保持身体细胞的正常含水量，可使皮肤光洁且富有弹性，身体健康。美容专家建议，一个健康人每天最好用 200 毫升容量的杯子喝上 6 杯水。如晨起时 1 杯、上班前 1 杯、上午 10 时 1 杯、下午 4 时 1 杯、运动前 1 杯、睡觉前1杯。都说女人是水做的，其实男人更需要水。

体质不同，饮水方式也不同

老师提倡"因材施教"，教课的时候要根据学生的特点去选择不同的教育方式。农民种地要因地制宜，我们喝水也一样，要明白自己是什么体质，找到自己需要调理五脏平衡的方式，才能祛病强身，五行相安。

所谓内生"五邪"是指在疾病的发展过程中，气血、津液和脏腑等生理功能变化而产生类似于风、寒、湿、燥、火外邪致病的五种病理状态。由于病起于内，不是由外邪所引起，故称作为生"五邪"，属于病机的范围。

1. 湿浊内生

湿浊内生，又称"内湿"，是指由于脾的运化功能（运化水谷和运化水湿）及输布津液功能减退或障碍，从而导致水谷不能化为精微而化生水湿痰浊，故"内湿"多因脾虚。《素问·至真要大论》说："诸湿肿满，皆属于脾。"内湿形成之后，常随其湿邪阻滞部位的不同而各有其不同的病理现象。如湿邪留滞于经脉，则症见头颈笨重，四肢僵硬，或关节屈伸不利。《素问·至真要大论》说："诸项强直，皆属于湿。"即是指颈项部分的筋肉，因为湿阻而不柔和，以至于颈项强急而运动障碍。若湿犯上焦则胸闷咳嗽；湿阳中焦，则脘腹痞满，食欲减退，口腻或口甜，舌苔厚腻；湿滞下焦则腹肿便溏，小便不利；若水湿泛滥，溢于皮肤肌腠之间，则发为水肿。故《素问·六元正纪大论》说："湿胜则濡泄，甚则水闭浮肿。"

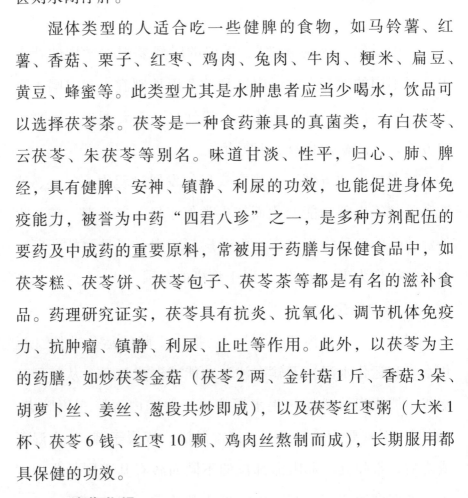

湿体类型的人适合吃一些健脾的食物，如马铃薯、红薯、香菇、栗子、红枣、鸡肉、兔肉、牛肉、粳米、扁豆、黄豆、蜂蜜等。此类型尤其是水肿患者应当少喝水，饮品可以选择茯苓茶。茯苓是一种食药兼具的真菌类，有白茯苓、云茯苓、朱茯苓等别名。味道甘淡、性平，归心、肺、脾经，具有健脾、安神、镇静、利尿的功效，也能促进身体免疫能力，被誉为中药"四君八珍"之一，是多种方剂配伍的要药及中成药的重要原料，常被用于药膳与保健食品中，如茯苓糕、茯苓饼、茯苓包子、茯苓茶等都是有名的滋补食品。药理研究证实，茯苓具有抗炎、抗氧化、调节机体免疫力、抗肿瘤、镇静、利尿、止吐等作用。此外，以茯苓为主的药膳，如炒茯苓金菇（茯苓2两、金针菇1斤、香菇3朵、胡萝卜丝、姜丝、葱段共炒即成），以及茯苓红枣粥（大米1杯、茯苓6钱、红枣10颗、鸡肉丝熬制而成），长期服用都具保健的功效。

2. 津伤化燥

津伤化燥，是指机体津液不足，机体各部组织器官和孔窍失其濡润，从而产生干燥枯涩的病理状态，又称为"内燥"。多由于久病、久热，耗伤阴液；或高热而灼伤津液；或湿邪化燥等所致。由于体内津液亏少，不能内溉脏腑，外润腠理孔窍，故临床多见干燥不润之现象。所以《素问·阴阳应象大论》说："燥胜则干。"一般来说，阴液亏损可产生内燥，而实热伤津亦可导致燥热内生。内燥病症，虽可发生于各脏腑组织，但以肺、胃及大肠多见。内燥的临床表现多为一系列津液枯涸失润现象，诸如形体消瘦，肌肤干燥不泽，起皮落屑，甚则皲裂，口燥咽干唇焦，舌上无津，甚或光红龟裂，鼻干目涩，爪甲脆折，大便燥结不通，小便短赤不利，干咳无痰，或痰中带血等症。故刘完素《素问·玄机原病式》说："诸涩枯涸，干劲皲揭，皆属于燥。"燥体类型的人应当多喝水，水可以生津润燥。

百合、冰糖、山药、薏米、粳米都是滋阴润燥的食物，燥体类型的人应当多吃。多吃蔬菜、水果效果也很不错，而且不伤阳气。在季节交替的时候多煲粥，像蔬菜粥、山楂粥，多吃一些有酸味的食物，如乌梅、山楂都是不错的选择。还可以自己做豆腐石膏汤，每次用生石膏约50克、豆腐约200克，加清水适量煲汤，煲2个小时以上，然后用食盐少许调味，饮汤（豆腐可吃可不吃）。豆腐石膏汤，有清肺热、降胃火、解毒、润燥的功效。民间常用以治疗肺热咳嗽、痰稠黄，鼻出血，胃热牙痛、口疮，咽喉炎，暑热烦渴等症。

五、人不同，喝水也不同

杏仁茶颜色洁白，甜润细腻，杏仁香味浓郁，可理气滋阴止咳，是润燥的好甜点。做法就是将大米、糯米混合一起洗净，用凉水浸泡2个小时，杏仁用温水浸泡15分钟取出，搓掉黄皮，洗干净，与大米、糯米一起加凉水250克磨成稀糊状，凉水入锅，用旺火烧沸，将稀糊倒入锅中，沸腾5分钟即成杏仁茶，随即舀入桶中保温。食用时，将杏仁茶盛入碗中，放上白糖或糖桂花汁即可。

3. 火热内生

火热内生，又称"内火"或"内热"，是指由于阳盛有余，或阴虚阳亢，或由于气血郁滞，或由于热邪的郁结，因而产生火热内扰、功能亢奋的病理状态。阳气过盛化火，即机体阳盛有余，功能亢奋，热极化火的病变。阴虚火旺，此属虚火，多因精亏血少，阴液大伤，阴虚则阳亢，因而虚热、虚火内生。一般来说，阴虚内热多见全身性的功能虚性亢奋的虚热征象。而阴虚火旺，其火热征象则往往集中于机体的某一部位。如阴虚火旺所引起的牙痛、咽痛、骨蒸、颧红等，即为虚火上炎所致。外感六淫、体内的病理性代谢产物（如痰湿、瘀血等）和食积、虫积等，均能郁而化火，主要机制是以上这些因素，易于导致阳气的郁滞，气郁则生热化火，因而形成实热内结。五志过极化火，又称为"五志之火"，多指由于精神情志的刺激，影响机体的阴阳、气血和脏腑生理的平衡，导致气机郁结，气郁久则从阳而化热，因而火热内生。如临床常见的情志抑郁不畅，肝失疏泄，则常能导致肝郁气滞，气郁则化火，发为"肝火"病证。如果火过亢人就会不舒服，会出现很多红、肿、热、痛、烦等具体表现。如胃火可以有胃痛、大便干等症状，肺火可以有咯血、咳嗽、咳黄痰等症状，肝火会有一些烦躁、失眠，女性会有乳房胀痛等症状。

火体类型的人应当食一些清热泻火的食品，如柚子、梨、鲜莲子、荸荠、阳桃、白菜、芹菜、莴笋、茄子、苦瓜等。可以做黄瓜猕猴桃汁，准备黄瓜 200 克、猕猴桃 30 克、凉开水 200 毫升、蜂蜜两小匙。将黄瓜洗净去籽，留皮切成小块，猕猴桃去皮切块，一起放入榨汁机，加入凉开水搅拌，倒出加入蜂蜜于餐前 1 个小时饮用。此方能清热解毒，治疗身热、烦渴、咽喉肿痛，润口唇。火气大的人应当多饮茶，可以多饮菊花茶。《神农本草经》曰："服之轻身耐老。"菊花茶淡雅素洁。菊花茶对口干、火旺、目涩或由风、寒、湿引起的肢体疼痛、麻木的疾病均有一定的疗效。然而，菊花也是一种中药，不可滥用。曾经有过枯草热性过敏性结膜炎病史的人需要特别注意，因为这种人服用菊花容易引起过敏反应。体质偏虚寒者，也就是我们常说的阳虚体质的人，如果一味地喝具有清热泻火功效的菊花茶，容易损伤正气，越喝越虚。特别是脾胃虚寒的人，多喝性凉的菊花茶还容易引起胃部不适。

4. 寒从中生

寒从中生，又称"内寒"，《黄帝内经》形容："身寒如从水中出"，就是像从水中刚出来一样冷。又因为肾为先天，肾阳为气之根，脾阳为后天之本，是气血生化的来源，所以内寒的产生与脾和肾的阳虚关系最大。内寒表现：一是畏寒、手足不温，小肚子冷痛；二是气化功能减退，阴寒水湿停积造成的各种病症，如不孕症、子宫肌瘤、白带量多、妊娠水肿等。阳虚则阴盛，阴盛则内寒。因阳气虚弱，脏腑功能衰退，导致水液运化障碍、浊阴潴留。症见吐泻、腹痛、手足逆冷，或水肿痰饮等，所排体液多以澄澈清冷或大便稀薄为特点。《素问·至真要大论》曰："诸病水液，澄澈清冷，皆属于寒。"

"热者寒之，寒者热之。"寒性体质的人要多挑温热性食物，它们具有温中、补虚、助阳、驱寒的作用，能改善其已衰退、沉滞、萎缩、贫血等症状。另外，适量食用辣味食物，可散寒且刺激内分泌，尤其是性腺；酸性食物，可收敛、生津、益阴，防止湿气聚集体内。寒性体质的人，多吃一些芳香食物，如桂花、香菜、香椿等，另外晚上喝八宝粥也是不错的选择，可自行选配。寒性体质的人可以适量饮些姜茶、红茶，都有暖身功效。

5. 风气内动

风气内动，即"内风"，是机体阳气亢逆变动而形成的一种病理状态。由于"内风"与肝的关系甚为密切，故又称其为"肝风内动"。肝风内动是泛指因风阳、火热、阴血亏虚所致，以肢体抽搐、眩晕、震颤等为主要表现的症候。分为四型，即肝阳化风、热极生风、阴虚动风、血虚生风。

应根据不同的病情进行适当配伍。如热极生风，配以清热泻火药；肝肾阴虚，则配以滋阴药；血虚者，配以补血药等。如气血虚弱型贫血适合喝猪肝粥。取猪肝150克洗净切成小块，放入100克洗净的粳米中，加适量清水并放入葱、姜、盐等调味品，共煮成粥。此方宜温热空腹进食，早晚各1次，具有养血明目、益气补肝的功效。人参味甘微苦，性温，具有大补元气、健脾益肺、生津止渴、安神除烦等作用，被广泛用于气虚、气血两虚等证的防治，肝肾阴虚的人可以适当喝一些人参茶补身体。将人参切成薄片，每次取3克左右（5～10片），放入杯中（在冬季的时候最好使用保温杯），然后冲入沸水，加盖半小时左右，代茶饮服。可以反复冲泡，直至参茶变淡无味，最后连渣嚼服。

五、人不同，喝水也不同

六、注重饮水方式，细节决定健康

你有没有这种经历，口渴的时候拿起一杯水咕咚咕咚一饮而尽，喝的时候很痛快，喝完了却仍然很渴，甚至会有头晕或头痛的感觉？

喝水也要讲究方法的，如果方式不正确，不仅不能起到补水防病的作用，还可能会引起身体不适，有害身体健康。

饮水也需要遵循正确的饮水原则：

（1）不口渴也要喝水。喝水切忌渴了再喝，当感觉到口渴的时候，身体已经处于缺水状态了。应当在两顿饭期间适量饮水，最好隔1小时喝一杯。人们还可以根据自己尿液的颜色来判断是否需要喝水，一般来说，人的尿液为淡黄色，如果颜色太浅，则可能是水喝得过多；如果颜色偏深，则表示需要多补充一些水了。

（2）大口喝水不可取。喝水太快、太急会无形中把很多空气一起吞咽下去，容易引起打嗝或是腹胀，因此最好先将水含在口中，再缓缓喝下，尤其是肠胃虚弱的人，喝水更应该一口一口地慢慢喝。

（3）不要一次喝太多。有些人每次喝水都喜欢抱着瓶子一口气喝完，殊不知这样短时间内大量饮水，会冲淡血液，增加胃的负担，还有可能造成水中毒的发生。人每次饮水最好是 300～500 毫升。

（4）睡前少喝、睡后多喝也是正确饮水的原则。因为睡前喝太多的水，会造成眼皮水肿，半夜也会老跑厕所，使睡眠质量不高。而经过一个晚上的睡眠，人体流失的水分约有450 毫升，早上起来需要及时补充，因此早上起床后空腹喝杯水有益血液循环，也能促进大脑清醒，使这一天的思维清晰敏捷。

（5）要多喝开水，不要喝生水。煮开并沸腾 3 分钟的开水，可以使水中的氯气及一些有害物质被蒸发掉，同时又能保持水中人体必需的营养物质。喝生水的害处很多，因为自来水中的氯可以和没烧开水中的残留的有机物质相互作用，导致患膀胱癌、直肠癌的概率增加。

（6）要喝新鲜开水，不要喝放置时间过长的水。新鲜开水，不但无菌，还含有人体所需的十几种矿物质。但如果时间过长或者饮用自动热水器中隔夜重煮的水，不仅没有了各种矿物质，而且还有可能含有某些有害物质，如亚硝酸盐等。

（7）白开水是最好的饮料。白开水不含热量，不用消化就能为人体直接吸收利用，一般建议喝30℃以下的温开水最好，这样不会过于刺激肠胃道的蠕动，不易造成血管收缩。

（8）补充水分因人而异。多喝水可以刺激肠胃的蠕动并软化大便，因此，便秘的人应特别注意汲取足够水分。膀胱炎患者常常会因排尿不畅控制饮水，其实这是不明智的做法。此类患者要比平常喝更多水，使尿量增多，增加冲洗流通的作用。水有利尿功能，可以使输尿管、膀胱通畅，防止结石发生和细菌感染。感冒发热时多喝水，能促使身体散热，帮助患者恢复健康。运动量大的人也需要增加水量。水喝太多会增加心脏及肾脏的负担，患有心脏病、肾脏及肝脏有问题的人都不适合多喝水，应根据医生建议控制饮水量。

（9）饮水也有最佳时间。早晨刚起床时正是血液缺水状态，此时是第一次饮水的最佳时间。上午 8 ～ 10 时适宜喝水，可补充工作时间流汗失去的水分，这是第二次最佳饮水时间。下午 3 时左右，正是喝茶的时刻，此时是第三次最佳饮水时间。最后一次最佳饮水时间是睡前，睡觉时血液的浓度会增高，如睡前适量饮水会冲淡积压液，扩张血管，对身体有好处。

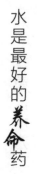

水是最好的 **养命药**

饮水养生，四季有别

饮水养生是一年四季都要坚持的事，但是春、夏、秋、冬各有季节特点，所以饮水养生的方法也有所不同。

1. 春天干燥多饮水

春天的天气比较干燥，风也比较大，生活中及时补充水分对人的健康来说尤其重要，但并不是所有的人都适宜大量喝水。所以我们应当根据自身的情况，来选择合适的饮水量。

第一，春季人体内外环境的差异需要经常补水。春季户外活动增多，春风拂面的同时会带走大量水分，人体需要足够的饮水才能有效避免皮肤和黏膜干燥，阻止细菌和病毒进入身体。

第二，别用饮料代替饮水。饮料大多含有一定的糖分、电解质等，这些物质不像白开水那样很快离开胃，长期饮用会对胃产生不良刺激，同时还会增加肾脏过滤的负担，影响其功能。

第三，就家庭而言，有条件的话最好选择家庭净水器。但随着使用时间的延长，净水器对水的过滤作用下降，要按时更换滤芯。

第四，如果饮用桶装水，要注意做好饮水机的维护和保养。夏天人们注意饮水机的定期清洗，春季却往往忽视。春季饮水机同样需要维护和保养，饮水机一般 3 ~ 6 个月就需要清洗、维护一次。

2. 炎炎夏日多补水

夏天气候炎热，人尤其要多喝水。补充水分时要注意水的温度，水过冷、过热都会刺激胃黏膜。

夏日人体的体温通常较高，大量冷饮容易引起消化系统疾病，因为此时由于血液循环加快，肠胃相对缺血。不要喝5℃以下的饮料，喝 10℃ 左右的凉开水最好，能降温解渴。

夏天运动结束后，应采取小口喝水的方式。这样，人的体液不会因大量补充水分突然变得不适，容易引起人的头晕、乏力等不适症状。

3. 秋天饮水排毒润燥

走过了烈日肆虐的夏季，人们迎来了清爽凉快的秋季。和夏天相比，秋天人们的胃口要好得多，而且养生方法中也说，秋天是进补的好时机，于是有不少人大吃美味佳肴。身体中的一部分水分就必须用于消化这些美味佳肴上。所以如果这时不注意补水，会对身体产生不利影响。秋天气候也比较干燥，加之夏天的蒸发，也会使得人体容易缺水。

在吃饱喝足的同时，不要忘记排毒，食物残留的毒素会损害我们的肝脏及其他内脏器官。所以，我们要多喝水，补充体内流失的水分。

喝水无论是对健康人还是患者来说都太重要了，不仅可以促进毒性代谢物的排泄，还能减轻上呼吸道局部症状，而且充足的补液会让人身体、精神都好起来。

4. 冬天内热外寒也需补水

冬季寒冷，人体出汗蒸发的水分大量减少，似乎用不着补水，但实际上，冬天也是个身体容易缺水的季节。

现在到了冬天，大多数上班族都要接受双重"烤验"，在家有暖气，到单位有中央空调，在这种干燥闷热的环境下，如果少喝水或只是正常喝水都可能引起人体隐性脱水。隐性脱水可使人体抵抗力下降，精神萎靡。加之冬季室内局部空气不流通，病毒在单位体积内的浓度会增加很多倍，这时如果人体再处于隐性脱水状态，当然很容易"中招"了。

另外，冬季空气寒凉，冷风刺骨，容易引起咽喉肿痛，多喝水润喉可以很好地缓解咽喉疼痛等症状。

冬季每人一天至少应保证喝 1500 毫升水，6~8 杯，具体的量要视自身情况而定。

另外，冬季尤其注意不要喝冷水。冷水会引起胃部不适、消化不良等症状。长期饮冷水还会使得寒邪入侵，降低身体素质。

根据四季不同，人们也适合喝一些不同的营养汤粥，其具体烹制方法在本书其他部分有详细说明。

饮水排毒在什么时候最好

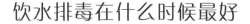

随着生活形态的改变与饮食习惯西化的影响，现代人常常在不知不觉中吃进许多对健康有害的物质。这些毒素几乎无所不在，如豆干丝、面肠常用的杀菌剂，使得虾、鱼丸口感脆、嚼劲佳的硼砂，饮料、甜品中添加的人工色素、防腐剂，或是用以着色香肠的色素与硝酸盐，蔬菜、水果上面的残留农药，避免动物生病所打的抗生素，发霉谷物产生的黄曲霉素，烧烤、烟熏食物时产生的多环芳香族碳氢化合物，高热量、高蛋白质、高脂肪经肠道细菌分解代谢的产物，还有重金属等污染等，皆可能经由食物进入人体当中。

那么哪些饮食内容或习惯会更容易累积毒素？归类起来，高蛋白、高油脂、少纤维、高钠（盐）、高糖的饮食内容，单调的饮食选择，以及水喝太少、吃太多食物，同样会增加毒素的累积。此类型饮食常见于油炸食品、加工食品、快餐等。

那么如何知道自己需不需要排毒？你可以问问自己，最近两周是否常常吃得太多、太饱、太油腻？是否常常出现腹泻、便秘、胀气等消化道的问题？是否没有特殊理由下，吃很多却依旧常常体力不足、头昏眼花、精神不好，显得疲倦没有活力？是否有火气大、口角易破的状况出现？是否没吃什么也越来越胖？若上述问题的回答为肯定的，那么就需要注意了！

皮肤是人体最大的排毒器官，皮肤上的汗腺和皮脂腺，能够通过出汗等方式排出其他器官无法解决的毒素。肺脏则能通过呼吸作用排出各种废气与无用的水。合理运动能加快人体新陈代谢，帮助皮肤和肺脏排毒。

人体的排毒器官排出毒素都离不开水，所以应当保持身体的水分。喝水可以稀释毒素，同时，多饮水可以产生更多的尿液，使毒素排出，所以喝水是可以排毒的。一个人一天喝 1.5～2.5 升的开水或清淡饮料，有助大便软化、加速食物消化，减少毒素在身体内部囤积的时间，因此要记得多喝水。

多喝水能排毒是地球人都知道的秘诀。但是什么时间是喝水排毒的最佳时间？

水是最好的养命药

一天中有 3 个时间段最适宜喝水排毒：

1. 早晨起床时

早晨起床时喝水，既可以补水，又可促进毒素的排出。起床时所喝的水有 10% 被大肠吸收，90% 被小肠吸收，可以改善便秘问题。

2. 下午 3 时左右

这个时间中医认为是膀胱经最活跃的时期，这时候喝水可以清洗膀胱及肾脏，让毒素随尿液排出体外。所以下午 3 时要多喝水。

3. 晚上 9 时

这时是人体免疫系统活跃的时间，此时人体会恢复免疫系统能力、再造细胞等，所以要及时补充水分，令新生细胞更健康，更有活性。

不仅水可以排毒，多吃这些果蔬也可以起到很好的排毒养颜的作用，如芦荟、姜、绿豆、苦瓜、茶叶、胡萝卜、木耳、海带、冬菇、菠菜、芹菜等。

餐前喝水的六大好处

专家对 3 000 多位患者进行临床观察之后发现，气喘、过敏、抑郁症、胃溃疡等病和水分摄入多少有关。"喝水多少与一些疾病密切相关。如果水分摄取不足，很有可能会为中风、肥胖症等疾病埋下隐患。"专家这样说。

吃饭时不要大量饮水或者喝饮料。因为人在吃饭时，消化腺会分泌唾液、胃液等帮助消化食物，如果这时喝水，会冲淡消化液，影响食物消化。而科学的就餐饮水方法是，在餐前半小时到 1 小时内可以喝适量的水或汤汁，如菜汤、西红柿汤等酸味的汤水，这样既有利于刺激食欲，促进消化液分泌，又可以补充维生素和矿物质等营养物质。

餐前 1 个小时喝水有提高人的注意力等六大好处。

1. 提高注意力

餐前饮水能帮助大脑保持活力，把信息牢牢存到记忆中去。午餐前 1 个小时正是肚子"唱空城计"的时候，饥饿感使得注意力无法集中。喝上一杯温水，既暖胃，防止饭后胃胀气，又可以产生饱足感，使大脑的关注点从胃部转移到手头的工作上来，让血液加速循环，保持大脑活力。

2. 提高免疫力

餐前饮水可以唤醒细胞，提高免疫系统的活力，对抗细菌侵犯。

3. 抗抑郁

餐前饮水能刺激神经生成抗击抑郁的物质。水中含有很多营养物质，如维生素和微量的矿物质，它们作用于人体，可以增加细胞兴奋度，刺激神经，摆脱抑郁的阴影。

4. 抗失眠

水是制造天然睡眠调节剂的必需品。人脑会分泌血清素，促使人熟睡。晚餐前一杯水，为血清素的分泌提供了必要的物质条件，所以餐前饮水对治疗失眠也有很好的疗效。

5. 抗癌

餐前腹中空空，使水分更迅速地被身体吸收，溶于血管，使造血系统运转正常，有助于预防多种癌症。

6. 预防疾病

我们都知道心脑血管堵塞等问题很大原因之一就是缺水。餐前一杯水，可以帮助血液循环，及时冲走血管内的废物，所以餐前饮水能预防心脏和脑部血管堵塞。

水是人体组织之间摩擦的润滑剂。水有极强的溶解性，多种无机物和有机物都易溶于水中，体内代谢废物在水的作用下易清除到体外。因此提倡多饮白开水，尤其是餐前 1 小时到半小时之间饮用，更是好处多多。

改善心情多喝水

为什么我总是心情不好呢？为什么他每天都那么精神焕发呢？

一个人的精神状态是由激素决定的。比如说，大脑制造出来的内啡肽能使人产生一种快感，一种满足和轻松的享受。内啡肽中最著名的 5－羟色氨，因此被称为"快活荷尔蒙"。而肾上腺素通常被称为"痛苦荷尔蒙",因为每当我们生气或遭到恐吓时,就会分泌肾上腺素。

有趣的是,人类大脑的两个不同半球分别掌管快活和苦闷的心情:左半球存储的是好心情;而右半球存储的是诸如忧郁、失望与懊恼这样的坏心情。生理学家认为,一个人只要刻意加大"快活荷尔蒙"的分泌量,从人体内排出"痛苦荷尔蒙",就会变得更快活。人们分泌肾上腺素,一般都是处于应激状态,如跟亲人吵架、受到上司斥责或由于孩子淘气引起的恼怒。在这种心境下大脑思维混乱,心情暴躁,甚至手脚发抖,有时还有大哭一场的冲动。

随着肾上腺素在体内(主要在肝脏)降解,其降解产物与葡萄糖醛酸结合后由肾脏排出。所以,多喝一杯水,加速肾上腺素的排出,心情就可以好一点儿。

另外,还可以从事运动和体力劳动,像跑步、做家务等,让激素随同汗水一起排出。

还有一种激素叫褪黑素,它在临睡前和夜间分泌,能使人昏昏欲睡,无精打采。当一个人抑郁时,这种物质的数量就会增加。褪黑素能使人情绪低落,但它在阳光下会遭到破坏。所以除了以上方法,还建议人们多晒晒太阳,这样可以保持高昂的情绪。

有些人心情不好的时候喜欢吃东西,这也是可以改善心情的方法之一。如果心情欠佳,萎靡不振,您不妨尝试吃一些可以改善心情的食物。

香蕉所含的色氨酸,在体内可转化为复合胺,能平复焦虑不安的心情。金枪鱼所含的一种脂肪酸能在心情沮丧时对抗抑郁和沮丧。甜品，无论是法式的芝士蛋糕，还是中式的红豆糖水，都能让喜爱甜食的人身心放松，笑逐颜开。咖啡可以刺激神经中枢，引起亢奋，抑郁心情自然一扫而光。辣椒可以让你辣得过瘾，辣得泪流满面，辣得情绪高涨。

花草茶的香气可以温暖我们的嗅觉，几瓣花草在水中的飘摇身姿，可以愉悦我们的视觉，浅浅呷一口，味觉仿佛也感到了花朵绽放。一杯花草茶，让烦心事远去，现在就来泡一杯吧。

防止消化不良多喝水

相信很多人都有过腹痛、腹泻、胃胀、胃灼热、便秘等消化不良的症状，但是有多少人知道，消化不良很大一部分原因是水摄入不足引起的呢？

我们知道，胃酸帮助胃蛋白酶消化食物，但当胃酸过多或胃黏液分泌不足的时候，胃酸就会接触到胃黏膜并引起疼痛。长时间胃酸过多侵蚀胃黏膜，甚至会引起胃溃疡和胃穿孔等症。

当你喝下一杯水，特别是你空腹喝水的时候，水很快会进入小肠并被身体吸收。经过 1 至 1 个半小时之后，被吸收的水就会以黏液形式分泌到胃内，这样，就可以形成一个完整的保护层，胃酸就不能穿越保护层伤及胃黏膜而引起消化不良。所以说保护胃黏膜最自然又省钱的方法就是在餐前1个小时饮水。

如果你把每天的饮水量提高到 2 升或 2.5 升，你就可以不再受胃炎和胃灼热的折磨。一般来说，在增加饮水量几天之后，胃痛和不舒服的感觉就会消失。但是如果症状已经持续了很长时间，那就需要至少几个星期才能收到疗效。对于溃疡和胆囊炎疾病，医生会建议患者改变饮食结构，如吃更多的新鲜蔬菜和水果，减少食用脂肪含量过多的食物。

长期饮水量不足会使肠道缺水，这样就会引起便秘，长时间便秘会使食欲减退，心情郁闷，以至于胃动力不足，消化不良。早晨醒来的一杯水，最能改善便秘状况。

消化道癌症许多也是因为长期饮水不足，消化道没有能够及时清洁，食物残渣滞留，大便干结，有害物质得以刺激胃肠道而造成的。所以说，防止消化道疾病就需要多喝水。

下面介绍几个防治消化不良的小食谱，有兴趣的朋友可以试着做一做。

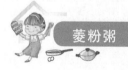

菱粉粥

将粳米 100 克淘洗干净，用冷水浸泡半个小时，捞出，沥干水分。再将锅中加入约 1 升冷水，将粳米放入，先用旺

水是最好的**养命**药

火煮沸，再改用小火煮至半熟，调入菱粉 50 克，继续用小火熬煮。煮熟之后粥内下入白糖 10 克，搅拌均匀，再稍焖片刻，即可盛起食用。

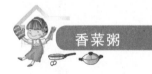

香菜粥

将鲜香菜 25 克洗净切碎，取米 50 克、红糖 10 克兑水先煮成稀糊。待粥将熟时放入香菜，再煮沸即可。

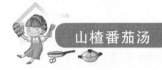

山楂番茄汤

将山楂 15 克洗净，去核后切成片；再将番茄 200 克洗净后一切两半，再切成薄片；然后把姜 2 克切成片，大葱 10 克切段；再将植物油 20 克放入热锅内，待油烧至六成热时，加入姜片、葱段爆香；最后放入番茄、山楂、盐 5 克及 1 升清水，用武火烧沸，再改用文火煮 30 分钟即成。

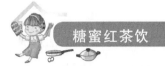

糖蜜红茶饮

将红茶 5 克放入保温杯，以沸水冲泡，盖上盖温浸 10 分钟，再调入蜂蜜 20 克、红糖 5 克，趁热饮用。

献血前后饮水指南

"气以生血，血以养气"。血液是人体的重要组成部分，由血浆、血细胞等组成。正常成年人血液占体重的7%～8%，即每千克体重有70～80毫升血液。正常情况下人体具有自身代偿调节功能，如一次失血不超过全身血量的10%，可通过人体自身的代偿来维持功能和代谢的正常状态。

健康成年人一次献血量为200～400毫升，这个量仅仅相当于全身血量的5%～8%，是不会影响身体健康的。献血能促进身体造血，加快身体内的血液循环，所以献血还能起到改善心情的作用。

有人说献血时发生眩晕甚至晕倒，是由于失血过多所致。其实献血时之所以发生眩晕，主要与献血者精神过度紧张、直立过久或空腹低血糖等导致脑部缺血、脑供氧不足有关。而科学实验显示，喝水能增加血容量，加速脑部供血，改善脑部缺氧状况，可显著缓解因脑部缺血而引起的头晕，从而防止眩晕的发生。

为了防止眩晕，献血前应当适量饮水，但是不可以饮水过度。喝水太多，会使血液稀释过度，降低血液质量，从而影响患者治疗。那么献血前喝多少水为好呢？最好是 200 ~ 500 毫升。献血前饮水也是为了使血液不至过于黏稠，对以后为患者输血有利。献血前可以喝一些淡盐水，利于改善血液浓度。

献血前还应当注意什么呢？献血的前一天晚上不要饮食过饱，献血的前两餐不要饮酒，要吃一些清淡饮食，以防止血液浑浊，影响血液质量；要保持献血前一晚的良好睡眠，献血前也不要空腹，以免在献血过程中出现头晕、心慌、出汗等反应。

献血时要放松心情，不要紧张，避免紧张心慌而致晕眩。

献血后也应当适量饮水，这样可以及时补充血容量。献血后还可以喝一些糖水，补充身体糖分，防止低血糖。

献血后可以喝一些补血养身的汤粥来调养身体。

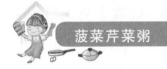

菠菜芹菜粥

将粳米 100 克淘洗干净，用冷水浸泡半小时，捞出，沥干水分。然后把菠菜 50 克、芹菜 50 克洗净，切 4 厘米长的段，备用。再将锅中加入约 1 升冷水，将粳米放入，置旺火上烧沸，再用小火煮半小时，加入芹菜、菠菜，烧沸，加入盐 2 克、味精 1 克调好味道，继续煮 10 分钟，即可盛起食用。

腐竹猪肝粥

将鲜腐竹 100 克洗净，剪碎；姜片 3 克洗净切丝。再将粳米 100 克、小米 50 克淘洗干净，用冷水浸泡好。然后把猪肝 100 克洗净，放入热水中稍烫一下，切薄片，下色拉油 3 克、盐 2 克、胡椒粉 2 克拌匀。再将锅中加入约 1.5 升冷水，将粳米、小米粒依次放入，用旺火烧沸，然后加入鲜腐竹、猪肝片和姜丝，改用小火熬煮成粥，下入盐调好味，再稍焖片刻，即可盛起食用。

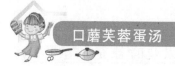

口蘑芙蓉蛋汤

将 50 克口蘑用温水洗两遍，再用开水泡上，盖上闷涨透；然后把口蘑用精盐揉一下，再用水洗净，片成薄片；再将鸡蛋 150 克去黄留清，打散放入清水、精盐 2 克、料酒 2 克再拌匀，盛入碗中，沸水旺火上屉蒸 20 分钟后取出；把锅上火，烧开清水，下入口蘑、味精 2 克、精盐 2 克、胡椒粉 1 克烧开倒入碗内即可。

蜜月期间多饮水

小张新婚不久，最近一解小便就疼，害得她不敢多喝水，可还是老想解小便，又不好意思说，就一趟趟痛苦地往厕所跑。后来终于忍不住了去了医院，医生说，小张得的是泌尿系统感染，幸亏来得及时，还没转为慢性，否则就不好治了。

无独有偶，14 天的蜜月一过，冯小姐就不舒服了：腰痛，厕所上得越来越多，小便却越来越少，小便时还感觉疼痛，此外还会有恶心、呕吐、怕冷等症状。刚开始冯小姐以为是操办婚事过分疲劳，继而以为蜜月旅游感染了病菌而感冒，到医院后医生诊断，冯小姐所表现的症状，恰恰是尿道炎的症状，如不及时治疗，可能会上行演变成泌尿系统感染的其他炎症。

两位女士都是在新婚蜜月期出现这些泌尿系统感染症状的。新婚蜜月是人生最甜蜜、最幸福的时候。然而，有的新娘在这美好的时光里却会出现上述事例的麻烦，一般表现为尿频、尿急和尿痛，有时还会伴有发热、腰部酸痛等症状。因为这种病常发生在蜜月期，所以被称为"蜜月病"。实际上，这就是一种"急性尿道感染"。

泌尿系统感染，也就是我们常说的"尿路感染"。

在临床上，患泌尿系统感染的患者女性多于男性，男女的比例为1∶10。因为女性尿道较男性短而宽，尿道周围、阴道里都有细菌存在，导致女性的尿道口常被污染，所以女性更易患此病。

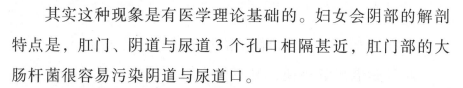

其实这种现象是有医学理论基础的。妇女会阴部的解剖特点是，肛门、阴道与尿道3个孔口相隔甚近，肛门部的大肠杆菌很容易污染阴道与尿道口。

在正常的情况下，未婚女性的尿道口及阴道口有大小阴唇和处女膜的遮盖保护，防止与外界直接接触，能保证相对的洁净；且尿道黏膜健全，它具有相当大的抗菌能力，细菌不能轻易侵入。但是由于过性生活，尿道口的这种天然屏障被打开，细菌就容易侵入了。

同时，性生活让女性产生性兴奋，使盆腔充血，抵抗力下降，尿道容易受感染；女性由于性器官的接触和摩擦，阴道或尿道口黏膜难免会受到损伤，细菌的入侵变得容易；男性包皮过长会藏污垢，容易让细菌繁殖，性交时就将细菌带入了阴道，污染了尿道，容易发生泌尿系统感染。妇女泌尿道感染（如膀胱炎、尿道炎）的发生率与性活动有明显关系。

尤其是新婚的女性，性生活比较频繁，容易被感染，小张和冯小姐就是这种情况。而男性一旦到了50岁以后，多出现前列腺增生，导致尿流不畅，细菌不容易被及时清除出去，发生泌尿系感染的机会也会增加。

发生蜜月病主要就是因为性生活前，双方没有清洗外阴，或者新婚期间来了月经，在月经期性交，或性生活期间出汗多而饮水少等。

预防胜于治疗，专家指出，预防首要注意喝水。

蜜月期间新娘多喝水能预防尿路感染。如果新娘在蜜月期间能多饮水，尿量就会增加，排尿时压力也会增大，较大的尿流和排尿压力可冲洗尿道中的细菌，起到冲刷、清洗尿路的作用。多饮水还会冲淡体内毒素，减轻阴道及尿道口充血，能防止和减少尿道感染的发生。夏季每日应至少喝 8 杯水，每日尿量应达 2 ~ 3 升，相当于小便 5 次以上、每次尿量较多。

有尿意也不要忍，及时排尿才对泌尿系统不至于产生挤压作用。有膀胱炎的患者常常会因排尿不畅控制饮水，其实这是不明智的做法。此类患者要比平常喝更多水，使尿量增多，增加冲洗流通的作用。水有利尿功能，可以使输尿管、膀胱流畅，防止结石发生和细菌感染。

另外还有一些方面也要注意：

（1）经期勤做卫生工作。

（2）夫妻生活前双方都应清洗外生殖器、外阴部。

（3）不主张经常冲洗外阴。阴道本身的酸碱平衡和正常菌群容易因反复冲洗而被破坏，经常使用还会造成依赖。

（4）夫妻生活后女方要排尿一次，起冲洗作用，同时男女双方都应该再清洗一次外阴部。

（5）尽量不吃辣、煎炸等刺激性食品，这些刺激性食品

六、注重饮水方式，细节决定健康

容易引起泌尿系统炎症的复发。

多喝水、注意卫生饮食等细节，就能有效防范蜜月病的发生，让蜜月期健康更甜蜜。

喝水不对，人会疲倦

有些人会经常感到疲倦，尤其在夏季，很多时候会软弱无力或昏昏欲睡。有人认为这与精神紧张或血糖低有关，其实真正原因可能是脱水。

与食欲相反，人们喝水的欲望不太强烈。我们的身体对"渴"的敏感度比"饿"来得更低。

在体液含量降到影响正常功能的水平以下，产生轻度脱水时，人们才会产生口渴的感觉。一个70千克的人每小时很容易损失掉体重约2%的水分。如果活动更强烈，液体的损失会更大。只有丢失体重的2%的水分才会感到口渴，而此时已经影响到生理功能的正常发挥。一旦口渴满足后，就停止饮水，人们只会得到所需要水量的一半。

当体内水分逐渐减少时，身体不会立即告诉我们需要饮水，但如果情况继续又未及时补充水分，身体会愈来愈疲倦、虚弱，令我们经常无缘无故地感到身体不适，多饮水则可轻松解决这种问题，让我们的身体保持精力充沛。

在生命长期的进化过程中，人体形成了较为稳定的呈弱碱性的内环境，人体体液在正常状态下的 pH 值为 7.35 ~ 7.45，即弱碱性。此状态是最平衡、最健康的。如果人体体质酸性化，导致身体功能减弱，新陈代谢变得缓慢，各种代谢废物不容易排出，内脏负担加重，最常见的表现是容易疲劳。反之，当人体处于正常的弱碱性状态时，新陈代谢较为活跃，体内废物容易排出，不易得病。

要维持体内酸碱平衡，食物和饮用水是最为关键的。平时应多吃一些富含矿物质和维生素的碱性食品，如牛奶、柑橘、香蕉、黄瓜、香菇、海带、洋葱、萝卜等。而不宜多吃肉，因为它们都是偏酸性的。

同时，更为重要的是，人体要及时补充水分。

研究表明，白开水能提高人体脏器中乳酸脱氢酶的活性，有利于较快降低积累于肌肉中的"疲劳素"——乳酸，从而可消除疲劳，焕发精神。

有的人喜欢早上起床以后喝冰箱里的冰水，觉得这样最提神。其实，早上喝这样的水是不合时宜的，因为此时胃肠都已排空，过冷或过烫的水都会刺激到肠胃，引起肠胃不适。

晨起喝水，喝温度与室温相近的开水最佳，天冷时可喝温开水，以尽量减少对胃肠的刺激。研究发现，煮沸后冷却至 20 ~ 25℃ 的白开水，具有特异的生物活性，它比较容易透过细胞膜，并能促进新陈代谢，增强人体的免疫功能。凡是习惯喝温、凉开水的人，体内脱氧酶的活性较高，新陈代谢状态好，肌肉组织中的乳酸积累减少，不易感到疲劳。在头天晚上晾开水时一定要加盖，因为开水在空气中暴露太久易污染。

有些人因为工作等原因，为了避免上厕所的"麻烦"，刻意减少饮水量甚至不饮水，只依靠食物中的水分，这样做是极其错误的。如果不喝水，就像装着半箱油和满箱油的坦克比赛谁跑得远一样，半箱油的肯定跑不远。因为水对于平衡体温、维持血液循环至关重要，如果失去占体重2%的水，人会因体能大幅削弱导致疲劳。

一个人每天应分散喝下2~2.5升的水，即8~9杯水的摄入量。此外，不妨饭前经常喝些菜汤，吃些水果。要养成定时饮水的习惯。正确喝水的方法是先润湿口腔和咽喉，然后喝少量水，停一会儿再喝一些，让机体慢慢吸收。

除了白开水，喝热茶也有很强的抗疲劳作用。因为茶中含有咖啡因，它能增强呼吸的频率和深度，促进肾上腺素的分泌而达到抗疲劳的目的。咖啡、巧克力也有类似作用。

但是尽量不要喝碳酸饮料，因为碳酸饮料呈酸性，会打破身体的酸碱平衡，虽然那些气泡让人觉得很刺激，但是喝多了会让人感觉更加疲劳。

朋友们要多喝水，即使不渴也要喝，尤其是碱性水，有助于肝脏和肠道的解毒。

下面介绍一些好喝又解乏的自制饮料，你可以自己尝试做一做。

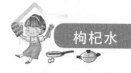

枸杞水

每天喝一些枸杞泡的水，对人体大有益处，尤其是对经常熬夜，身体疲惫、视力疲劳的人最适合。

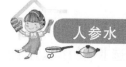

人参水

人参泡水喝很快就会消除疲劳。人参不要多，一两片就可以，水喝完连人参一起吃掉。

绿茶

饮茶能够提神益思、消除疲劳的效用在古书上多有记载。明代顾元庆的《茶谱》中，说饮茶能"少睡""益思"。东汉华佗的《食论》中说："苦茶久食，益意思。"大诗人李白有"破睡见茶功"的诗句。足见茶的效用，而其中，尤数绿茶的抗疲劳效果最好。

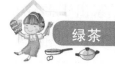

枸杞桑葚粥

枸杞子5克，桑葚5克，山药5克，红枣5个，粳米100克。将上述原料熬成粥食用。此方中的枸杞子、桑葚能补肝肾，山药、红枣健脾胃。疲劳者如能每日早晚两餐，较长时间服用，既能消除疲劳症状，又能增强体质。

七、教你找到更好的水

20世纪90年代之前，人们从来没有为选择喝什么水而发过愁，因为那时只有白开水供大家饮用。而近年来，不说琳琅满目的各种饮料，光是水就有许多种，矿泉水、纯净水、蒸馏水、太空水、生命活性水等，许多厂家出于商业目的，大肆宣传饮用这些水的益处。有些夸大其词、互相矛盾的宣传，让消费者无所适从。

科学饮水，有益健康，选用优质水，可以更好地发挥保健作用。水的种类很多，有河水、地下水、井水、矿泉水、磁化水、纯净水、蒸馏水、硬水、软水等。医学专家告诉我们，喝水不仅能解渴，还有保健、防病、疗疾的作用，所以一定要选好水饮用，才能保证身体健康。

各人的体质不同，所处的环境也不同，所以身体中所需要的物质也会有所不同，这样，就不是说哪一种水是对所有人都有益的。我们要根据自身需要，选择最适合自己的水。

在现阶段，白开水是最经济、方便且对人体有益的水。它适合大多数人的需要。

什么样的水算是好水

饮用水可分作自来水和天然水，还有市售的瓶装纯净水、矿物质水与矿泉水等。随着人民生活水平的不断提高及市场的进一步发展，又有各种类型的饮用水不断出现。

自来水是我国居民最普遍使用的生活用水，它直接取自天然水源，一般取江、河、湖、泊或地下水源，经加药、自流砂过滤、杀菌后经泵、管网送至千家万户，除混浊度、化学耗氧量、细菌等指标有所改善外，其余指标基本没有变化。我国 2007 年 7 月 1 日实施的《生活饮用水卫生标准》，将检测项目从原来的 36 项增至 106 项，使我国城乡居民使用的自来水基本上达到世界卫生组织提出的饮用水安全标准。

2015 年新的《食品安全国家标准包装饮用水》（GB 1998—2016）开始实施，该标准强制统一了各种饮用水包装上的名称。标准规定，市场上的包装饮用水，只分为饮用纯净水和其他饮用水两类。

《食品安全国家标准包装饮用水》规定，除了天然矿泉水外，市面上在售的包装饮用水只分为饮用纯净水和其他饮用水两类。也就是说，市面上现有的蒸馏水、小分子水、能量水、冰川水等多种包装名称，都禁止出现在外包装上。

生命起源于水，喝什么样的水就有什么样的健康，随着饮用水种类的不断增多，越来越多的人在饮水的同时，也越来越不踏实，也越来越认识到喝什么水是一个严肃的科学问题。究竟什么样的水才是好水呢？

有人对长寿村——俄罗斯高加索地区，巴基斯坦的芬扎等进行了采访调查，发现那里人的寿命很长，百岁老人比比皆是，居民很少生病，而且还能下地干活，有的还能结婚生子；我国楼兰地区 90 岁的老人还在下地干活。究其原因，最重要的一条是那里的水好。这些长寿村的水都有如下特点：

不含有害物（细菌、有机物、氯等化学污染物、过多的铁、钙及杂质），无色、无异味；弱碱性，pH 值为 7~8（北京的自来水 pH 值为 6.5~6.7，偏酸性）；含碳酸根离子（口感好、凉爽）；含适量的矿物质成分（钾、钠、钙、镁的含量在 100 毫克/升左右），且比例适宜；硬度适当，介于 50~200 毫克/升（以 $CaCO_3$ 计）；含适量溶解氧（7 毫克/升）；分子集团小，活性高，能量大；具有较好的生理营养功能，即有较好的溶解力、渗透力、代谢力、乳化力、扩散力、净化力。

水营养学专家认为，天然、健康、安全的水才是好水。好水必须是符合自然规律的"健康水"，要符合 7 条标准：

第一，没有污染的干净水。但是，仅仅净化饮水是远远不够的，更应注意水质成分对人体的影响。

第二，含有人体必需的矿物元素的水。这种生命动力元素的离子，影响或决定水的酸碱度、硬度和水分子团的大小。

第三，小分子团水。用核磁共振法来测试，水分子团半幅宽应小于 100 赫兹；如果共振幅很宽，说明这个水中水分子串起来变成直径很大的链状线团结构，不易通过细胞膜被人体吸收。还可用量子微磁波动法来测试"水的历史"，正值达到 +20 的水最好；负值到 −20 时，水分子凝聚结构对人体生物化学反应不起媒介作用，这种水就是死水。

第四，弱碱性水。pH 值最好是 7 ~ 8，以维持机体的酸碱平衡。

第五，水中溶解氧及二氧化碳适中（水中溶解氧不低于每升 7 毫克）。

第六，保持一定硬度的硬水。水中的各种离子构成水的硬度，硬水含钙量高。硬水阻止有害成分（如铅、镉、氯、氟）发挥有害作用。研究表明，长寿与经常喝硬水有关。

第七，活水，即水的营养生理功能没有退化的水，有生命活力的水。水的功能包括溶解力、渗透力、扩散力、代谢力、乳化力和洗净力。

简而言之，喝水有"三宜三不宜"：宜喝弱碱性水，不宜喝偏酸性水；宜喝小分子团水，不宜喝大分子团水；宜喝硬水，不宜喝软水。

就目前我们所掌握的资料来看，选择饮用水，应根据自然地理、社会经济、人群、年龄等具体情况综合分析而定。

总结各种水的优缺点，我们发现，在当今阶段，将自来水煮沸得到的白开水是"最符合人体需要的饮用水"，它具有很多优点：

（1）自来水煮沸后，既洁净，无细菌，又能使过高硬度的水质得到改善，还能保证原水中某些矿物质不受损失。

（2）制取简单，经济实惠，用之方便。因此，白开水是满足人体健康，最经济实用的首选饮用水。

煮沸自来水的正确方法是：将水烧开，再沸腾3分钟，目的是通过蒸气去除水中残留的消毒剂成分。煮沸后4小时内的白开水的水分子团小，活性最强，自然晾凉到 20~25℃，是最佳的饮用水。

人体为何宜喝弱碱性水

我们的人体是一个"化学实验室"，人体内无时无刻不在进行无数的生物化学反应，使新陈代谢正常运转。

美国科学家分析了美国100个大城市的饮用水，发现水的偏碱性是降低癌症死亡率的一个关键性因素；另一个科学家也观察到，喝偏酸性的水比较容易引起心血管病。

在日常生活中，谁会注意自己身体中的液体什么时候处于最佳健康状态？可是科学家已经研究出了人体细胞处于最佳运作状态时的体液平均酸碱度应该是7.4，属于弱碱性的体液环境。人体细胞在这样一个弱碱性的环境中最具备活力和最有生命力，新陈代谢最旺盛。

那么当您的体液处在小于 7.0 的弱酸性的体液环境中时，您的身体会出现哪些不适的感觉呢？您可能还不知道，严重的话还会发生疾病。

人体就像一条大河，因为人的机体 60% 左右由水分组成。机体为了维持正常的 pH 值，每时每刻我们的呼吸系统、代谢系统、循环系统、消化系统都在做着把酸排出体外的工作，排不出去的，身体就会利用碱性资源（钾、钠、钙、镁、铁）来中和酸，求得机体的正常运作。

如果我们每天食入过多的酸性食品，那么我们的机体就非常累，如果我们机体内的碱性资源不够，机体只能拆了墙上的砖补漏洞，把胃里的钠、骨头上的钙都调出来中和酸。

正常人血液 pH 值（酸碱度）应在 7.4 左右（7.35 ~ 7.45）。这种 pH 值的恒定现象，叫作酸碱平衡。但这部分人只占总人群的 10% 左右，多达 70% 的人是酸性体质，体液 pH 值经常徘徊在 7.35，身体就处于健康和疾病之间的亚健康状态。

与碱性体质者相比，酸性体质的人常会感到身体疲乏、记忆力减退、注意力不集中、腰酸腿痛、腹泻、便秘等，到医院也检查不出什么毛病。如果长期为酸性体质不加以改善，女性的皮肤会过早地黯淡和衰老；儿童会造成发育不良、食欲减退、注意力难以集中等症状；中老年人则会因此引发糖尿病、神经系统疾病和心脑血管疾病。

如果能有一种及时发现自己体液趋于弱酸性变化的方法，并且经过膳食及时地去干预它，健康就会离我们更近。通过饮水改变人体的酸碱度是最方便也是最经济实用的办法。

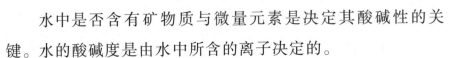

水中是否含有矿物质与微量元素是决定其酸碱性的关键。水的酸碱度是由水中所含的离子决定的。

天然水的 pH 值一般在 7.0～8.0，呈弱碱性；纯净水的 pH 值一般在 5.0～7.0，偏酸性。

用什么样的方法试验水的酸碱度比较安全、简便呢？pH 试纸是最常用的一种检验酸碱度的试纸。当 pH 试纸接触不同强度的酸和碱时，就会呈现不同的颜色。采用（6.4～8.0）的精密 pH 试纸就可以较准确地通过色差辨别出水的酸碱度。

俄罗斯高加索长寿村的调查人员发现长寿村人所饮用的水都是小分子团的弱碱性水。小分子团水，带有大量的动能，运动速度快，称为活性水。这些活性的水进入人体后，不断地激活人体细胞。并能更多地携带对人体有益的养分、矿物质和氧气，进入细胞的每一个角落，使人体细胞内外都充盈干净的、有活力的、营养丰富的液体，这样就能大大促进细胞的生长、发育，使人体细胞更具活力。

所以说，人体宜喝弱碱性的水，它可以中和体内酸性毒素，调节平衡体液的酸碱性，还可以活化细胞，提高机体的自身抗病能力。这就是长寿人健康长寿的秘密，只要坚持喝弱碱性水，相信长寿对于我们来说也不是梦想。

雪水与露水，健康达双倍

　　人们常说水是生命之源，也有人说盐是生命之源。其实，海水才是生命之源，即盐加水。盐指的是矿物质、微量元素的优质盐，水指的是好水。

　　人出生前的十个月是在母体的羊水里长大的，羊水的组成与海水一样；血液的组成也与海水一样，没有血液就无法给每个细胞输送氧气和营养。羊水和血液中的矿物质、微量元素即是控制生命的电解质。如若其中的矿物质平衡受到破坏，或缺少矿物质、微量元素，则会产生下面的现象。

　　抗压力的抵抗力弱，易引起头痛、腹痛；肌肉僵硬，易引起痉挛或抽筋；心情不平静，容易为一点小事兴奋或急躁；容易感冒，久久不愈；身体倦怠，能量不足；不吃油腻食物，但血中胆固醇与中性脂肪较高；血糖值容易上升，难以控制；血液变酸，难以调整；新老废物在体内积存难以排出。

　　人体细胞中含有盐约 0.9%，这是生命平衡所需要的，多了不行，少了也不行。多了生理上会出现障碍，甚至中毒、致死；少了会生病，少得多，病情会加重，盐一点都没了，生命也就结束了。盐中的各种元素都有其重要的生理作用，没有水它们什么作用也发挥不出来。盐和水是一个整体，不可分割，这也许就是生命的奥秘。

所以人体需要的水绝不是纯的 H_2O，而是含有多种人体需要矿物质的 H_2O，且应该处于平衡状态。

古人极其重视露水与雪水的作用，认为这些天然生于自然界的水具有很好的养生保健功能，而事实上，这些产自大自然的水中确实含有多种矿物质。有心人甚至收集雪水和露水来泡茶、煮饭、洗澡等，对人体调理都有很好的效果。

露水，是附着于草木上的小水珠，秋天露水多时，可用盘收集。在古人看来，露水是极具养生价值的无上妙品，所以贤人雅士常采集露水以备用，或用以泡茶，或用以酿酒，或用以疗疾。

《本草纲目》中介绍的露水较多，有百花上露、百草头上秋露、柏叶上露等多种，每种都随物性迁，具有不同的作用。如百花上露，令人好颜色；而柏叶上露有明目作用。露水中的秋露水，是在秋天露水多时采集的，此时的露水禀秋之收敛肃杀之气，多用于煎取润肺止咳的药物。

《证类本草》《本草纲目》等称雪水为腊雪或腊水，可能是因为一般收取腊雪而不收春雪。按我国历法，农历十二月即腊月。依此，则腊雪（腊水）即农历十二月间降雪，也就是腊雪所化的雪水。

据《本草纲目》载，腊雪（腊水）有特别的功用：用水浸五谷种，则耐旱不生虫；洒几席间，则蝇自去，淹藏一切果实，不至蛀蠹。

对于腊雪或说腊水的性味，《本草纲目》认为其性甘、凉，无毒，《本草备要》称其性甘、寒。所以腊雪或腊水性属阴，为寒凉之品，适宜用来煎煮治疗伤寒火喝的药物。

但是，使用雪水和露水需要注意其周围的自然环境，只有无污染的好环境中才能收集到对身体有益的雪水和露水。现代社会工厂林立，污染物大量排放，城市中的雪水和露水中都含有大量杂质，不利于人体健康。只有那些远离污染的露水和雪水，对于人体修养治疗，才有积极的正面作用。

如何选择灾后饮用水

在洪水、暴雨等灾害发生时，饮用水时常会受到污染。这时饮用水的选择就显得至关重要。

洪灾过后，往往引发各种疾病的传播和流行。这些常见的疾病有：伤寒、肝炎、霍乱、痢疾、感染性腹泻等肠道传染病；疟疾、乙型脑炎等因蚊虫叮咬而传播的疾病；流行性出血热、钩端螺旋体病；食用霉变食物而引起的食物中毒；与患有疾病的家畜如牛、马、羊、猪的接触机会增多，可能传播给人；长江中下游血吸虫流行区，洪水时钉螺面积扩大，接触阳性螺区疫水，易发生血吸虫病急性感染。这些疾病的临床表现分别是：

1. 伤寒

持续性高热、全身中毒症状、肝脾肿大、白细胞减少、相对缓脉（脉搏与体温不成比例）、皮肤玫瑰疹，还可有肠出血、肠穿孔等并发症。

2. 霍乱

以剧烈无痛性泻吐、米泔样大便、严重脱水、肌肉痛性痉挛及周围循环衰竭等为主要特征。

3. 痢疾

以腹痛、里急后重、脓血便、便次频为主要特征。

4. 疟疾

俗名"打摆子""冷热病"，多在夏秋季发病，患者大都突然发冷、发抖，面色苍白，口唇与指甲发紫。发冷停止后继发高热、头痛，接着就是全身大汗，体温又恢复正常。如此症状可间隔一到两天反复周期性发作。

5. 乙型脑炎

一般起病急，临床表现为突然发热，恶心、呕吐、嗜睡、头痛，2~3天后出现昏迷、抽搐，颈项发硬，不及时抢救可导致死亡。

6. 流行性出血热

起病较急，发热是本病的首发和必有的症状。体温可高达39~40℃，热程多数为3~7天，有的可长达10天以上。一般体温越高，热程越长，则病情越重。多数患者在发热末期或热退的同时出现血压下降，持续1~3天后，患者可出现肾脏损伤症状。

7. 血吸虫病

起病较急，有畏寒、发热、腹痛、腹泻、食欲减退和肝脾轻度肿大。反复多次感染血吸虫，大多表现为慢性血吸虫病。轻者无自觉症状；重者常腹痛、腹泻有黏液血便，并有不同程度贫血、消瘦、营养不良、肝脾肿大；晚期患者出现肝硬化、腹水及门静脉高压症；患者常因肝功能损害和上消化道大出血而死亡。

灾区群众如果出现以上疾病的症状，应尽快到专业医疗机构接受治疗，并及时向相关卫生防疫部门报告。

要做到灾后无大疫，饮水消毒是关键。

饮水消毒最常用的方法是氯化消毒和煮沸消毒。煮沸是十分有效的灭菌方法。但在洪涝灾害期间，最主要的饮用水消毒方法是采用消毒剂消毒。下面介绍两种常用的水源氯化消毒方法：

（1）缸水消毒：先将水缸中的水自然沉淀或用明矾澄清，然后将漂白粉精片碾碎用冷水调成糊状，按每50升水加1片漂白粉精片或10%漂白粉澄清液1汤匙。储存的缸水用完后应及时清除沉淀物。

（2）受淹水井消毒：应在水退后立即抽干被污染的井水，清淘出污物，对自然渗水进行一次重消毒（加氯量20～30ppm）后，方可正常使用，并且一定要坚持经常性地为井水消毒。

灾后水源的选择与保护也是维持人体安全的重要方面。应在洪水上游或内涝地区污染较少的水域选择饮用水水源取水点，并划出一定范围，严禁在此区域内排放粪便、污水与垃圾。有条件的地区宜在取水点设码头，以便离岸边一定距离处取水。

无自来水的地区，尽可能利用井水为饮用水水源。水井应有井台、井栏、井盖，井的周围30米内禁止设有厕所猪圈及其他可能污染地下水的设施。取水应有专用的取水桶。有条件的地区可延伸现有的自来水供水管线。

加强供水设施消毒。被洪水淹没过的水源或供水设施重新启用前必须清理消毒，检查细菌学指标合格后方能启用。经水淹的井必须进行清淤、冲洗与消毒。先将水井掏干，清除淤泥，用清水冲洗井壁、井底，再掏尽污水，待水井自然渗水到正常水位后，投加漂白粉浸泡12～24小时之后，抽出井水，待自然渗水到正常水位后，按正常消毒方法消毒，一般1吨水加漂白粉4克，如污染较重加漂白粉8克/吨，即可投入正常使用。

洪灾时饮用水源或供水系统遭到严重的污染或破坏；洪水退后，动植物体的腐烂，大小水体的存在等造成蝇、蚊的大量滋生。因此，洪灾后认真搞好消毒工作与媒介生物的控制工作是防止灾后出现大疫的重要卫生防疫措施之一。

粪便处理不好，极易污染水源，滋生蝇类。灾民安置点设临时厕所，不随地大小便。粪便消毒采用10份粪水加1份漂白粉，搅拌，2个小时后倒在指定地点掩埋。肠道传染病患者的粪便，按5份与漂白粉1份的比例，或加等量生石灰，搅匀2～4个小时后，倒在指定地点掩埋。

水是最好的养命药

对洪灾造成的动物尸体，要及时进行消毒，深埋 1.5~2 米以下。掩埋点须选在地势高、远离水源处。尸体选用 10% 漂白粉澄清液，按 200 毫升/平方米用量喷雾，1~2 个小时后掩埋，掩埋时再用漂白粉干粉 20~40 克/平方米的量撒盖于尸体上，然后覆土掩埋。运输车辆、使用的工具，用 1%~2% 的漂白粉澄清夜喷雾，1 个小时后方可作他用。

正确选择灾后饮用水和灾后的检验检疫及消毒是灾后的重要措施，一旦选择错误或操作不当，就会对人类造成难以估量的损失。

如何识别矿泉水的真假

市面上售卖的矿泉水，琳琅满目，林林总总不下 20 种，人们可以自由选择。但是由于矿泉水市场的暴利，也吸引了一些不法商贩制造假冒的矿泉水来获取更高利润。所以人们在购买矿泉水时，要注意鉴别真假矿泉水。

矿泉水是指水源在地下，由自然涌出或人工抽取的天然水，含有丰富的铁质、钙质、钠和镁。在处理的过程中，矿泉水不添加矿物质、二氧化碳等，除了以物理方式杀菌，不可加氯或其他方式处理水质。此外，必须以自动设备灌装、密封，以免受污染。

一般而言，纯粹从地底涌出，不须人为加工、滤净水质的才可称为"天然矿泉水"，如用人工抽取地下干净水源，适度地经过灭菌处理，即称为矿泉水。

矿泉水如以国际标准论，规定是非常严格的。

（1）高度：海拔 50～2500 米为泉水，2500 米以上才是山泉水。

（2）水源：方圆 10 千米以内不可有水质污染的变因存在。

（3）泉水必须自然涌出，经过其他岩层过滤，经化验确实含有丰富天然矿物质。

（4）须在产地直接包装，最好封罐也在 24 个小时内完成，以确保罐内无菌、无污染。

（5）水质须经 10 年左右不断检验，以确定矿物质的量，并获得国际水质协会标志后，才能证实其稳定性。

由于有这么多的严格标准，矿泉水也具有了很多其他种类的水所没有的优点。可以说矿泉水是适应面最广的水饮料，毕竟其中所含的微量元素都是身体所需要的，除此之外其纯水的性质可单纯地为身体补充水分，并不添加其他影响身体状况的物质，所以随时随地都可以饮用。性质温和的矿泉水是绝对不会让身体状况变差的。

夏季，矿泉水的销量大增，于是一些不法厂家、商贩便用一般地下水、冷开水甚至自来水冒充矿泉水出售谋利。下面介绍几种辨别真假矿泉水的方法：

第一，看外观。矿泉水在日光下应无色，清澈透明，不

水是最好的养命药

含杂质，无异物漂浮及沉淀。瓶子应是全新无磨损的，将瓶口向下或略加挤压不应漏水。否则，很可能是旧瓶重用的假冒矿泉水。

第二，加酒试验。往矿泉水里加注一些白酒，无异味；而往白开水、自来水中加入白酒，则会变味；一般地下水含杂质多，加入白酒后会发混或有沉淀，其味道亦发生变化。

第三，品口感。矿泉水无异味，有的略甘甜，并具本类型矿泉水的特殊口味，如碳酸型矿泉水稍有苦涩感。如系冷开水，口感不及矿泉水；若是自来水，会有漂白粉或氯的气味。

第四，看热容量。在相同的温度条件下，矿泉水的吸热、散热速度均慢于自来水。矿泉水在夏季高温季节，其瓶的表面会有冷凝的小水珠出现。

第五，看瓶签标识：矿泉水必须标明品名、产地、厂名、注册商标、生产日期、批号、容量、主要成分和含量、批准文号、监制单位、保质期等。假劣矿泉水往往标识简单，而且含糊其辞。如果瓶签标识破烂、陈旧不清，很可能是重复利用剥下的标识来假冒。矿泉水的保质期为一年，没有生产日期或超过一年保质期的，即使是真品也不能购买饮用。

通过以上五种方法，就可以鉴别出矿泉水的真伪，不用喝不符合标准的假水了。

每餐喝汤，身体健康

据记载，在古希腊奥林匹克运动会上，每个参赛者都带着一头山羊或小牛到宙斯神庙中去，先放在宙斯祭坛上祭告一番，然后按照传统的仪式宰杀掉，并放在一口大锅中煮，煮熟的肉与非参赛者一起分而食之，但汤却留下来给运动员喝，以增强体力，说明在那个时候，人们已经知道在煮熟的食物中，汤的营养最为丰富这个道理。

我国民间曾长期流传着各种"食疗汤"，今人则将其誉为"营养健疗汤"。例如，鲫鱼汤通乳水，墨鱼汤补血，鸽肉汤利于伤口收敛，红糖生姜汤驱寒发表，绿豆汤清凉解暑，萝卜汤消食通气，黑木耳汤明目，白木耳汤补阴。

历史学家考证世界上最古老的一本食谱是在 2 700 年前在中国发现的，这本食谱上载有十几种汤，其中有一道汤一直沿用至今，那就是"鸽蛋汤"，食谱中把它称之为"银海挂金月"。根据美国《食谱大全》一书的记载，美国人每年要喝掉300多亿碗汤，在世界上可算是首屈一指，而其中的鸡面汤又是美国人最喜爱的罐头汤。

外国人也讲究喝汤。日本的相扑运动员每天在大运动后便要吃一大碗有牛羊之类的"什锦汤"，并说他们"发力"

的诀窍就在于喝汤。日本产妇分娩后则爱喝海藻汤，美国人爱喝西红柿汤和咖喱肉片汤，朝鲜人贪喝蛇肉汤，越南人看重燕窝汤，地中海沿岸各国嗜好大蒜汤，巴伐利亚看重的是豌豆汤。与此相似，俄国有罗宋汤，意大利有用青豆、通心粉作为佐料煮成的浓肉汁菜汤，西班牙有冷汤，英国和印度有咖喱汤等。汤似乎已成为各国饮食文化的一个典型代表。难怪法国人说："餐桌上是离不开汤的，菜肴再多，没有汤犹如餐桌上没有女主人。"在品尝这些口味各异的汤食时，也可领略其特有的奇趣。

七、教你找到更好的水

喝汤不仅有利于健康，更有利于补充人体营养且易被机体所吸收。民谚有"每餐喝汤，身体健康"。营养学家认为，喝汤可以开胃，使人体获得更多的易于吸收利用的营养素。喝汤还可以促进血液循环，抵御感冒。有资料说，国外营养学家通过对 6 万人的饮食状况进行抽样调查证实，那些营养达标者正是经常喝多种高质量汤的人。

值得推广的是"肉骨头汤"。医学界人士认为，肉骨头以文火煨汤，营养成分损失最少，煨时不停火、不添水，让骨头里的蛋白质、脂肪、胶质等可溶有机物慢慢向外渗出，至汤稠骨头酥软为止，这是一种家庭最廉价的营养补品，它能使儿童促进发育、对孕产妇有促进泌乳的作用，而对中老年人则有抗衰老的特效。人到中老年，机体的种种衰老现象相继发生，由于微循环障碍而导致心、脑血管疾病的产生。另外，老年人容易发生"钙迁徙"而导致骨质疏松、骨质增生和股骨颈骨折等症。骨头汤中的特殊养分——胶原蛋白，可疏通微循环并补充钙质，从而改善上述症状，延缓人体的衰老。

多喝鸡汤能预防感冒。鸡汤特别是母鸡汤中的特殊养分，可加快咽喉及支气管黏膜血液循环，增加黏液的分泌，及时清除呼吸道病毒，可缓解咳嗽、咽干、喉痛等症状，对感冒、支气管炎等防治效果尤佳。

鱼汤对治疗哮喘有特效。鱼汤中尤其是鲫鱼汤、乌鱼汤中含有大量的特殊脂肪酸，具有抗火作用，可防止呼吸道发炎，并防治哮喘的发作，对儿童哮喘病更为有益，鱼汤中卵磷脂对病体的康复更为有利。

豆汤可以退风热。服用甘草生姜黑豆汤，对小便涩黄、风热入肾等症，有一定治疗效果。

多喝菜汤解体衰。各种新鲜蔬菜含有大量碱性成分并溶于汤中，常喝蔬菜汤可使体内血液呈正常的弱碱性状态，防止血液酸化，并使沉积于细胞中的污染物或毒性物质重新溶解后随尿排出体外。

另外，有医学专家指出，"喝汤有利于减肥"，体胖者餐前先喝进总食量1/3的蔬菜汤，既可以满足食欲，又有利于减少进食量。如果在午餐喝汤比吃其他营养品要少摄入200千焦热量，假如10周内坚持每周喝上4次午餐汤，那么肥胖者的"超重部分"即可平均减少20%左右，故有医生劝告肥胖者把喝汤当作最方便可行的"减肥良方"。

体型瘦弱者，餐后多喝点高蛋白质的汤，则有利于增强体质。孕妇、产妇及哺乳期妇女、儿童和老人，更应把汤作为常有的桌上餐。多喝汤不仅能调节口味，补充体液，增强食欲，而且能防病抗病，对健康有益。

值得注意的是，喝汤与时间有关系。一般来说，晨起喝肉汤最佳，其富含的蛋白质和脂肪在体内消化吸收可以维持3～5个小时，故能使人一上午都精力旺盛。晚餐不宜喝汤太多，以防夜尿过多影响睡眠。

另外，喝汤时不能凭着喜好只喝一种，酸、甜、咸、辣的多种汤交替上桌，更能增加食欲，平衡营养。

日常人们常喝的汤有荤、素两大类，荤汤有鸡汤、肉汤、骨头汤、鱼汤、蛋花汤等；素汤有海带汤、豆腐汤、紫菜汤、番茄汤、冬瓜汤和米汤等。无论是荤汤还是素汤，都应根据各人的喜好与口味来选料烹制，加之"对症喝汤"就可达到抗衰治病、清热解毒的"汤疗"效果。

喝汤有这么多好处，所以餐桌上的汤是全世界老百姓的共同爱好。不少国家还有自己的"名汤"，如俄国的罗宋汤，美国的咖喱牛肉汤，日本的海带汤……我国则在不同地域、不同季节有喝不同汤的习惯，诸如老鸭汤、黄豆小排汤、荠菜豆腐汤等。因为喝汤是每个人的习惯，似乎没有什么学问，但有不少误区，如吃完火锅再喝口热乎乎的汤是许多人的饮食习惯。但涮牛羊肉、海鲜的火锅汤不能喝，否则易患痛风。菠菜豆腐汤是民间的传统家常汤菜，以其清淡爽口而深得人们喜爱。然而现代医学研究表明，菠菜和豆腐不应同时吃。

以下几种喝汤的误区应当避免，虽然还没有因为这些误区而导致的饮食案例，但是潜在的危险还是存在的。

（1）喝汤不吃渣。有人做过检验，用鱼、鸡、牛肉等不同含高蛋白质原料的食品煮6个小时后，看上去汤已很浓，但蛋白质的溶出率只有6%～15%，还有85%以上的蛋白质仍留在"渣"中。其实经过长时间烧煮的汤，其"渣"口味虽不是最好，但其中的肽类、氨基酸更利于人体的消化吸收。因此，除了吃流质的汤以外，应提倡将汤与内容物一起吃下去。

（2）爱喝"独味汤"。每种食品所含的营养素都是不全面的，即使是鲜味极佳的富含氨基酸的"浓汤"，仍会缺少若干人体不能自行合成的必需氨基酸、多种矿物质和维生素。因此，提倡用几种动物与植物性食品混合煮汤，不但可使鲜味互相叠加，也使营养更全面。

（3）喝太烫的汤。有百害而无一利，喝50℃以下的汤更适宜。有的人喜欢喝滚烫的汤，其实人的口腔、食道、胃黏膜最高只能忍受60℃的温度，超过此温度则会造成黏膜烫伤。虽然烫伤后人体皮肤有自行修复的功能，但反复损伤极易导致上消化道黏膜恶变，经过调查，喜喝烫食者食道癌高发。

（4）饭后才喝汤。这是一种有损健康的吃法。因为最后喝下的汤会把原来已被消化液混合得很好的食糜稀释，势必影响食物的消化吸收。正确的吃法是饭前先喝几口汤，将口腔、食道先润滑一下，以减少干硬食品对消化道黏膜的不良刺激，并促进消化腺分泌，起到开胃的作用。饭中适量喝汤也有利于食物与消化腺的搅拌混合。

（5）汤水泡米饭。这种习惯非常不好。日久天长，还会使自己的消化功能减退，甚至导致胃病。这是因为人体在消化食物中，需咀嚼较长时间，唾液分泌量也较多，这样有利于润滑和吞咽食物；汤与饭混在一起吃，食物在口腔中没有被嚼烂，就与汤一道进了胃里。这不仅使人"食不甘味"，而且舌头上的味觉神经没有得到充分刺激，胃和胰脏产生的消化液不多，并且还被汤冲淡，吃下去的食物不能得到很好的消化吸收，时间长了，便会导致胃病。

多喝汤，会喝汤，喝好汤，才能健康长寿。以下是几种好喝易做的汤，大家不妨试一试。

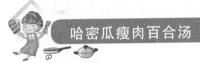

哈密瓜瘦肉百合汤

哈密瓜半个，瘦肉 500 克，百合 50 克，陈皮 5 克，盐适量。哈密瓜洗净皮，去籽切块；瘦肉洗净切块，去水备用；陈皮浸软，去除瓜瓤，百合冲洗备用；锅内放入适量清水，加入所有材料用猛火煲半个小时，转慢火煲两个小时，加盐调味，即可食用。哈密瓜对胃病、高胆固醇有好处；百合可润肺止咳，清心安神，养阴益气；陈皮可化痰止咳，驱寒消滞。

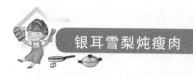

银耳雪梨炖瘦肉

银耳 3 克，雪梨 50 克，瘦肉 100 克，蜜枣 1 个。将瘦肉洗净，沸水略煮后切块，再与洗净的银耳和切块的雪梨、蜜枣放入炖盅内，加水 300 毫升，隔水炖 1 小时即可。此汤养阴润肺，生津润肠，降火清心。适用于咽喉干涸，肺燥干咳或痰带血丝，心烦不寐，大便干结等人群。

花旗参炖水鸭

花旗参 5 克，水鸭 120 克，生姜 1 片。将水鸭去毛剖好切块略煮，花旗参洗净切片，加生姜一片，放入炖盅内加水 250 毫升，隔水炖 2 小时即可。此汤益气养阴，清虚热，滋阴养胃，补气利水，适用于气阴两虚，虚热内扰，眠差口干，午后潮热，盗汗，水肿等症人群。

沙参玉竹炖山斑鱼

沙参 10 克，玉竹 10 克，山斑鱼 100 克。将山斑鱼洗净，切段，再与洗净的沙参、玉竹放入炖盅内加水 300 毫升，隔水炖 2 小时即可。此菜养阴润肺、益胃生津、滋阴清热，适用于秋燥咳嗽无痰，声音嘶哑，口干烦热，手心热，口腔多发性、反复性溃疡等阴虚内热者。

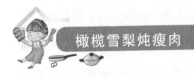

橄榄雪梨炖瘦肉

橄榄 15 克，雪梨 50 克，瘦肉 100 克，蜜枣 1 个。将瘦肉洗净，沸水略煮后切块，雪梨洗净切片再与洗净的橄榄、蜜枣放入炖盅内加清水 250 毫升，隔水炖 2 小时即可。此品清肺热，利咽生津，清热解暑，滋阴润燥。适用于咽喉肿痛、声音嘶哑、烦热口渴、痰多咳嗽或干咳无痰等肺胃热盛者。

豆汁豆奶，营养丰富

大豆约含有 40% 的蛋白质，几乎是肉类的 2 倍、鸡蛋的 3 倍，所以说大豆是一种重要的蛋白质来源。与动物性蛋白质（如肉食及奶制品等）不同，大豆制品在含有优质的植物性蛋白质的同时，却不含对血管健康有不良影响的胆固醇，因而大豆蛋白质是一种"绿色蛋白"。

大豆及其制品含有丰富的维生素 B_1、维生素 B_2、维生素 E 以及钾、镁、锌、铜与氟等，这些大量的营养物质能够使身体保持良好的健康状况，对于祛病保健具有重要的意义。

大豆中所含的异黄酮与雌激素有着相似的结构，它们对中年以上的女性的好处是将减少患各种与激素有关的疾病。日本女性每天摄入的大豆异黄酮为 20～80 毫克，而西方国家的女性则为 1～3 毫克，由此可以看出日本女性患各种与激素有关的癌症及更年期病症的概率为什么这么低。

美国约翰·霍普金斯大学的研究人员发现，用大豆代替动物蛋白，对于一些慢性疼痛症状，如腰背疼痛与头痛等，具有明显的缓解作用。

大豆油含有丰富的单不饱和脂肪酸与多不饱和脂肪酸，同时它所含的饱和脂肪酸却很低。前两种不饱和脂肪酸不但对物质代谢具有重要的作用，而且还能增强心血管系统的功能。不过，用大豆油煎炸的食物应当尽量少吃，因为在高温下不饱和脂肪酸会变成对心脏具有危害作用的转移脂肪酸，这种油脂会增加心肌梗死的危险。

介于以上原因，人们平时多食用大豆制品对身体是很有好处的。例如，多喝一些豆汁、豆浆、豆奶，吃一些豆腐、豆干等。

豆汁历史悠久，据说早在辽、宋时就是民间大众化食品。乾隆十八年（1753 年），有人上殿奏本称："近日新兴豆汁一物，已派伊立布检查，是否清洁可饮，如无不洁之物，着募豆汁匠二三名，派在御膳房当差。"于是，源于民间的豆汁成了宫廷的御膳。豆汁是北京的名小吃，很多老北京人一提起豆汁，都是赞不绝口，但是也有很多人受不了豆汁的味道。

豆汁是怎么制作的呢？豆汁实际上是制作绿豆淀粉或粉

丝的下脚料。它将绿豆浸泡到可捻去皮后捞出，加水磨成细浆，倒入大缸内发酵，沉入缸底者为淀粉，上层飘浮者即为豆汁。发酵后的豆汁须用大砂锅先加水烧开，兑进发酵的豆汁再烧开，再用小火保温，随吃随盛。不要看其貌不扬，但一直受到北京人的喜爱，原因在于它极富蛋白质、维生素 C、粗纤维和糖，并有祛暑、清热、温阳、健脾、开胃、去毒、除燥等功效。

豆浆也是早餐的上等佳品，是深受我国人民喜爱的廉价高蛋白营养食品，含有八种人体不能合成的氨基酸，营养价值可与牛奶媲美。其性味甘、平、无毒，入胃、肺经，具有补虚、清热、化痰、通淋、降血压、利大肠的功效。能够主治身体虚弱，营养不良，肺痿肺痛，口干咽痛，小便不通，乳汁缺乏等。由于体质的不同，女人更适合喝豆浆。

豆浆由黄豆加工而成。黄豆含有丰富的优良蛋白质，100 克黄豆相当于 200 多克猪瘦肉、300 克鸡蛋或 1200 克牛奶，所以被人们称为"植物肉"。豆浆所含的钙虽比豆腐低，但却比任何乳类都多，此外豆浆还含维生素 B$_1$、维生素 B$_2$、烟草酸及铁等营养素。因此用豆浆哺育婴儿是非常适宜的。

1. 喝豆浆的九大好处

（1）强身健体。每百克豆浆含蛋白质 4.5 克、脂肪 1.8 克、糖类 1.5 克、磷 4.5 克、铁 2.5 克、钙 2.5 克以及维生素、核黄素等，对增强体质大有好处。

（2）预防糖尿病。豆浆含有大量纤维素，能有效地阻糖的过量吸收，减少糖分，因而能预防糖尿病，是糖尿病患者日常必不可少的好食品。

（3）防治高血压。豆浆中所含的豆固醇和钾、镁，是有力的抗盐钠物质。钠是高血压发生和复发的主要根源之一，如果体内能适当控制钠的数量，既能防治高血压，又能治疗高血压。

（4）防治冠心病。豆浆中所含的豆固醇和钾、镁、钙能加强心肌血管的兴奋，改善心肌营养，降低胆固醇，促进血流，防止血管痉挛。如果能坚持每天喝一碗豆浆，冠心病的复发率可降低50%。

（5）防止脑中风。豆浆中所含的镁、钙元素，能明显地降低脑血脂，改善脑血流，从而有效地防止脑梗死、脑出血的发生。豆浆中所含的卵磷脂，还能减少脑细胞死亡，提高脑功能。

（6）防治癌症。豆浆中的蛋白质和硒、钼等都有很强的抑癌和治癌能力，特别对胃癌、肠癌、乳腺癌有特效。据调查，不喝豆浆的人发生癌症的概率要比常喝豆浆的人提高50%。

（7）防止支气管炎。豆浆所含的麦氨酸有防止支气管炎平滑肌痉挛的作用，从而减少和减轻支气管炎的发作。

（8）防止衰老。豆浆中所含的硒、维生素 E、维生素 C，有很大的抗氧化功能，能使人体的细胞"返老还童"，特别对脑细胞作用最大。

（9）防止老年痴呆、艾滋病、便秘、肥胖等。

2. 喝豆浆应注意的问题

喝豆浆的这九大好处，如果用科学的方法去喝就更能体现出来。但喝豆浆不讲科学也能由益变害。因此，喝豆浆应注意以下几个问题：

（1）不要用豆浆冲鸡蛋。因为鸡蛋中的黏液蛋白质与豆浆中的胰蛋白酶结合产生不易被人体吸收的物质而失去营养价值。

（2）不要往豆浆里加红糖。因为红糖含有有机酸，与豆浆中的蛋白质结合，引起蛋白变性而沉淀。加白糖则无此现象。

（3）豆浆必须煮熟。黄豆中含有胰蛋白酶抑制素，在豆浆加工过程中，这种物质虽然遭到很大破坏，但仍残留少部分。如果豆浆煮不透，喝后会出现恶心、呕吐、腹泻等症状。

（4）不要用保温瓶装豆浆。豆浆中的皂角苷能除掉保温瓶里的水垢，使水垢溶于豆浆，引起豆浆变质。另外，豆浆存放时间过长，细菌繁殖也会使豆浆变质。

（5）喝豆浆要适量。一般喝 300 毫升左右即可。喝多了会产生过食性蛋白质消化不良，出现腹胀、腹泻等症状。

（6）不要空腹喝豆浆。空腹喝豆浆后会使豆浆中的蛋白质过早地转化为热量而被消耗掉，不能起到喝豆浆的作用。

（7）不要用豆浆作药引。如果把豆浆和药一起喝，豆浆的营养成分会被药物破坏掉或产生副作用。

对于乳糖不耐受者而言，豆奶是一种不错的选择。虽然豆奶所含的钙质只是普通牛奶的 1/5，但是它所含的维生素

七、教你找到更好的水

E与镁元素却比牛奶高得多。为了防止骨质疏松症的发生，在喝豆奶的同时，可以多吃一些菠菜、花椰菜与芝麻等，因为这些食物中含有大量的钙质。

豆奶经过加工将豆浆和牛奶的好处合二为一，含有高品质的植物蛋白、脂肪和维生素，其中卵磷脂和维生素E的含量高于牛奶，所以长期饮用能够调节血脂、保护肝脏、防止血管硬化和促进思维。大豆中所含的微量成分异黄酮对人体还具有防癌、防止骨质疏松等保健作用。但是豆奶不能空腹喝，那样对肠胃不好，最好先吃一点面食。

豆汁、豆浆、豆奶等豆制品有丰富的营养，经常喝会有很好的效果。

水是最好的**养命**药